大展好書　好書大展
品嘗好書　冠群可期

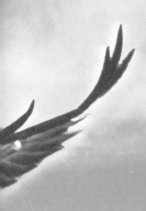

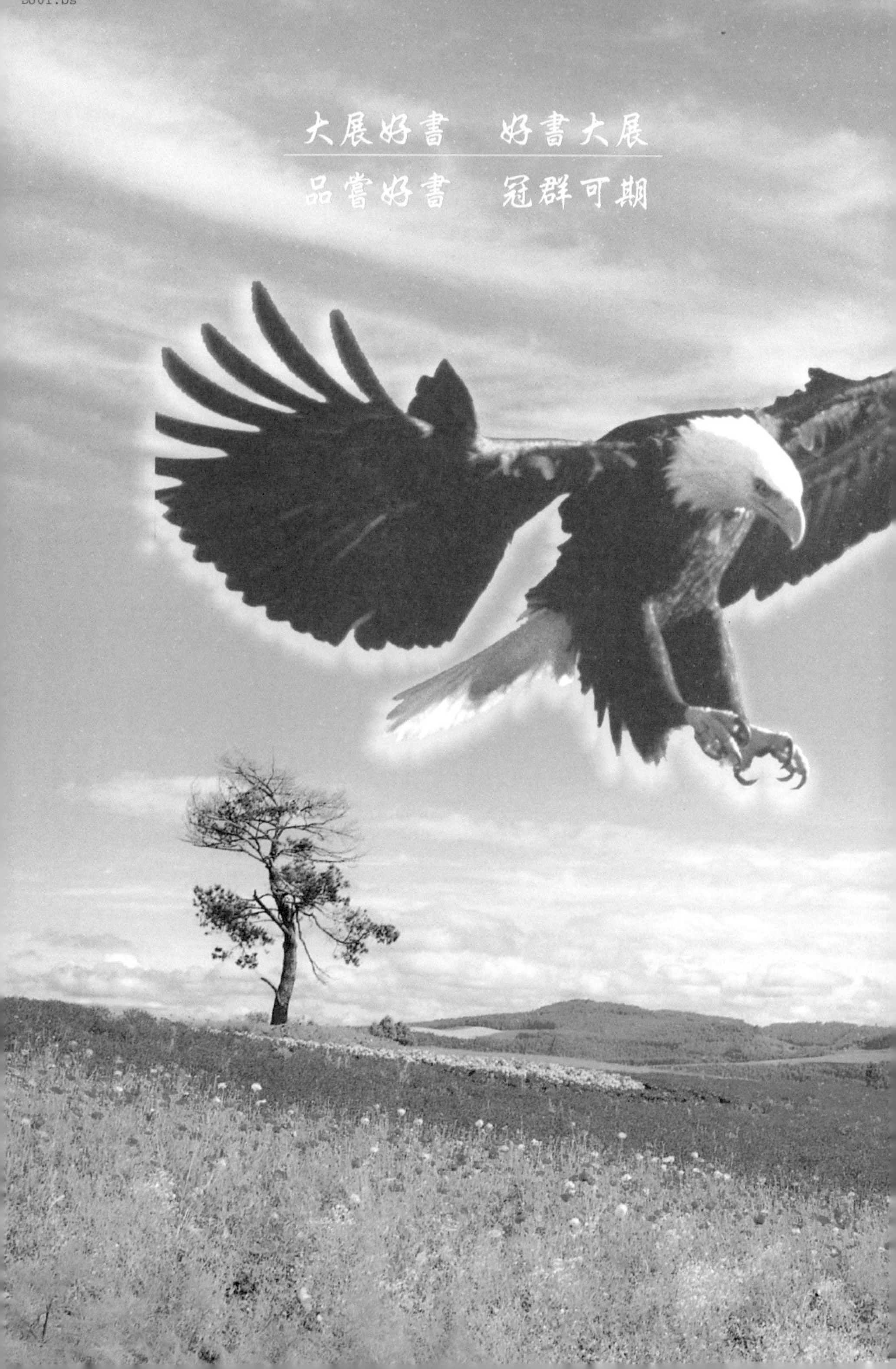
大展好書 好書大展
品嘗好書 冠群可期

家庭醫學保健
12

強化肝臟秘訣

主婦の友社
蔡媛惠譯

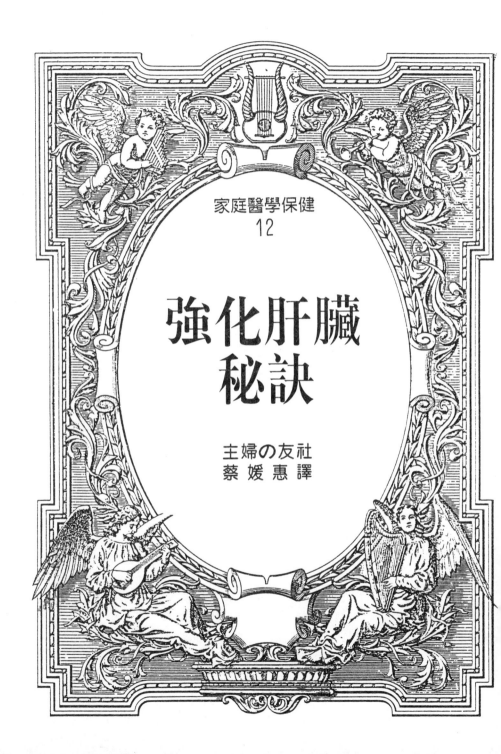

前　言

每天些許的體貼便可使肝臟恢復元氣

你的肝臟還好嗎？

經常有人說「三個中年人聚集在一起，總免不了肝臟的話題』，由此可見工作力旺盛的人，對於肝臟疾病抱持著很大的不安感。在享受晚酌的樂趣時，腦海中突然浮現「肝硬化」三個字，恐怕醉意都會因此清醒，而事實上，不久之前才有各種防止宿醉的飲料、藥劑出現呢！

根據統計數字發現，肝病是國人的死亡原因中，緊追癌症、心臟病、腦中風的第四大死亡原因，約三十分鐘就有一人因肝癌或肝硬化等肝臟病變而死亡，並且近年來年輕層的死亡率也有增加的趨勢，對於喜歡喝酒的人而言，這的確是頗令人擔心的問題。

肝臟是製造健康身體的綜合化學工廠

肝臟是內臟中最大的臟器，成人為一．〇至一．五kg，比腦更大、更重，貯藏的血液量有六〇〇ml，容量非常多，而且肝臟填塞著三千億個肝細胞，肝細胞中發揮作用的酵素更多達二千種以上。我們喝酒時之所以能於第二天清醒，就是由於這些酵素發揮作用之故。

肝臟功能多樣化而又複雜，大致可分為：第一、營養素的儲存及代謝，我們由食物中攝取的醣類，在肝臟中轉化為糖原而儲存起來，在必要時可轉化為葡萄糖而提供熱量源；同樣的，蛋白質也可分解為氨基酸，此材料便用來製造身體的細胞，在肌肉中則當成熱量來使用；脂肪則是以中性脂肪型態儲存於肝臟中。

另外一個重要的作用是解毒作用，肝臟可以解毒腸內細菌分解氨基酸所產生的氨，也能夠分解由體外入侵的有害物質，這些有害物質包括食物所含有的農藥及食品添加物與藥劑等，而酒對身體而言，也是一種有害物質。

●肝病的主要原因與種類及其進行

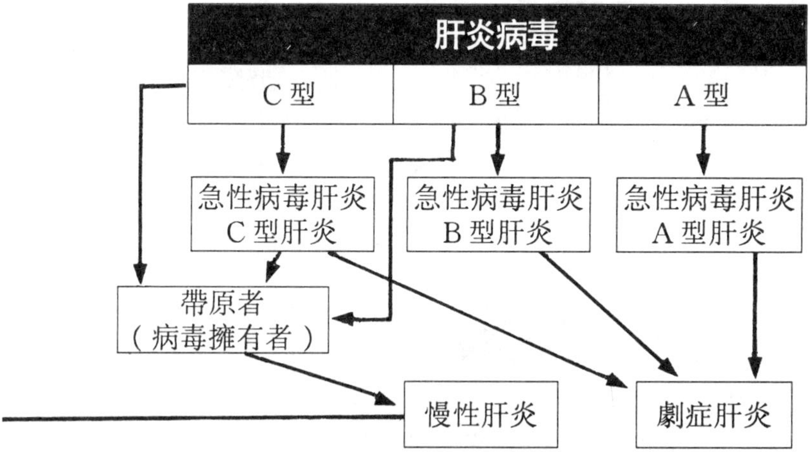

引起肝病的原因大致有三項

肝臟雖具有如此重要的作用，卻會發生各種毛病，肝病大致可分以下幾種：

①病毒性肝炎　因肝炎病毒而發病，代表的有A型、B型、C型等。A型病毒主要引起急性肝炎，約數個月後可完全復原；B型病毒的潛伏期較A型長，具有容易引發慢性肝炎的特徵；C型病毒為非A、非B型病毒，是最近才發現的一種，症狀類似B型，具有容易慢性化的性質，惡化時會轉變為肝硬

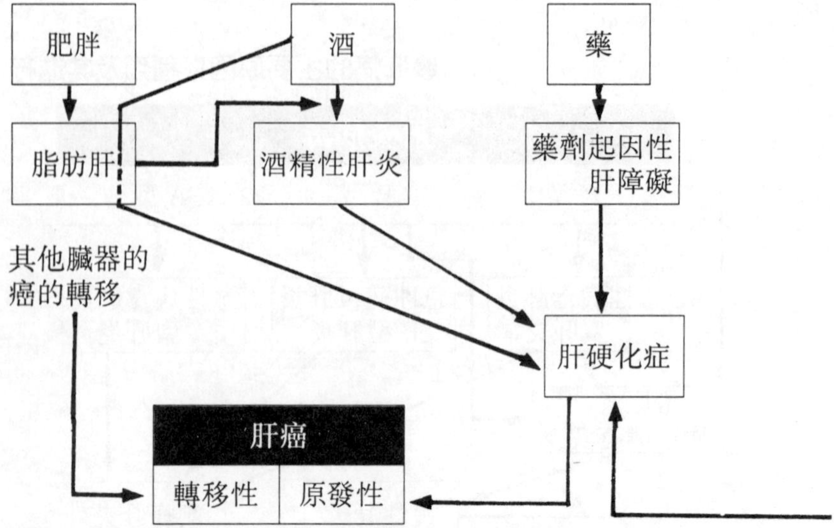

根據「圖解 肝病的治療方法」（主編/原田尚 主婦之友社發行）

化或肝癌等。

②**酒精性肝障礙**　這是持續飲酒所引發的肝臟疾病，包括脂肪肝、肝纖維症、肝炎、肝硬化等。因持續飲酒而致使肝臟內中性脂肪積存，造成肝臟腫脹，此即為脂肪肝。在脂肪肝的狀態下，如果再每天持續大量飲酒，就會引起酒精性肝硬化，一旦轉變為酒精性肝硬化，假使不戒酒，很可能會有生命的危險。

③**藥劑性肝障礙**　我們為治療疾病而服用藥物，藥物被腸吸收，一定會運送到肝臟，在此漸漸變化為不同物質而進行解毒、排泄作用，這

就是所謂的藥物代謝。現在是市售大量成藥的時代，相信大家對藥物導致肝臟障礙的知識非常豐富，容易引起肝臟障礙的代表性藥劑有治療結核藥、抗生物質、鎮靜劑、止痛藥、麻醉藥品等。

平常的體貼可防止肝病

在為各位介紹的主要肝臟疾病中，病毒性肝障礙可藉著避免病毒感染來預防，但是酒精性及藥劑性的肝障礙，具有在日常生活中不知不覺地進行之性質。關於藥劑及酒精的攝取量當然要加以節制，但是在壓力增多的現代生活中，酒精的必要性卻不可完全加以否定。

附帶一提，酒精的個人消費量，在三十年內已增加六倍，而且從年輕時代就開始大量飲酒的例子也增多了！連續好幾天大量飲酒，即使肝臟正常運作也來不及解毒，因此便會引發肝臟細胞病變。

不過，肝臟是「沉默的臟器」，就算有一點毛病還是會不斷忍耐，雖然已經有了一些障礙，但幾乎不會有自覺症狀，作普通的血液檢查亦無法發現異常，所以等到發現時，症狀大都已進行到相當嚴重的地步。

因為考慮到這些情形，在罹患脂肪肝或肝硬化而慌了手腳之前，必須在平常就努力預防，此觀念非常重要。

所幸酒精性肝障礙與病毒性肝炎不同，通常只需要改變日常的生活習慣就可充分加以預防。本書將在各章為各位詳盡介紹促進肝功能的「各種營養素」、對肝臟有益的「食物」、不會增加肝臟負擔的「飲酒法」或「下酒菜」，以及「生活上的注意點」、簡單方便的「穴道刺激法」，據說有益肝臟的「漢方藥」等。在享受飲酒樂趣之餘，為避免留下悔恨，請參考本書的敘述，好好的體貼重要的肝臟吧！

目　錄

第2章　利用每天入口的食物使肝臟恢復元氣

第3章　減輕肝臟負擔的「飲酒秘訣」

第4章　保護肝臟免於酒害的下酒菜選擇秘訣

第5章　體貼肝臟的日常生活秘訣

第6章　以穴道刺激或體操等消除肝臟失調的秘訣

第7章　巧妙利用漢方藥維持肝臟健康的秘訣

第1章 巧妙攝取促進肝功能的各種營養素

指導（揭載順）

- 野村喜重郎
  茅ケ崎市立病院部長
- 鵜沼直雄
  三井記念病院副院長
- 橋詰直孝
  東邦大學醫學部教授
- 安田和人
  帝京大學醫部教授
- 森重福美
  森重醫院院長
- 山口賢次
  元國立榮養研究所部長
- 尾形逸郎
  東京大學醫學部附屬病院第一內科
- 岡部和彥
  聖マリァンナ醫科大學教授
- 大久保一良
  東北大學教授
- 落合　敏
  千葉縣立衛生短期大學教授
- 小畠義樹
  千葉縣立衛生短期大學教授

營養均衡的飲食

強化肝臟功能的關鍵

食物療法是現在治療肝臟疾病的重要支柱，說到治療，也許各位首先會想到藥物，但肝病治療並非以藥物療法爲主，爲什麼呢？因爲肝臟的功能之一是代謝藥等異物（將進入體內的物質變化爲其他物質），不論是感冒藥或胃腸藥，都必須在肝臟代謝後，才能運送到全身，發揮藥物效果，但是當肝臟發生障礙時，肝臟本身的力量孱弱而無法發揮原有功能。肝臟爲維持身體運作，辛苦的進行營養代謝及解毒作用，如果一再送入藥物，會對其造成過於勉强的負擔，而且對人體而言，藥物就是一種「毒」，因此治療肝病不可任意使用藥物。

現在尚未開發比食物療法更好的治療法，食物療法乃指攝取「高蛋白、高維他命、適當熱量」的食品。事實上，在從前的肝病食物療法中所建議的是「高蛋白、高熱量」食品，但是最近觀察國人的飲食習慣，發現熱量已經攝取得太多，而且目前因肥胖引起脂肪肝等肝病的例子與日俱增，同時還合併出現糖尿病症狀，因此特意攝取高熱量食品已非必要，與其如此，不如像前述般多攝取良質蛋白質及維他命類，過著熱量適中的飲食生活較好。基本上，營養均衡的飲食爲第一要件，不僅對於肝病患者而言，對於留心肝臟健康的人而言更是如此。

對肝臟問題感到不安的人，應特別留意以下重點，從飲食面强化肝臟。

〈使肝臟強化的飲食生活五大重點〉

①**適量攝取一天所需熱量**　爲促進肝細胞再生，足夠的熱量當然必要。健康的成人一天所需熱量約二二〇〇～二四〇〇kcal，受到運動限制者，則應抑制爲九十%左右。

②**攝取良質蛋白質**　一天最少攝取九十g的蛋白質。

③**充分攝取維他命類**　維他命類能促使肝機能活絡。

④**充分攝取食物纖維**　便秘會增加肝臟負擔，而食物纖維可有效消除便秘。

⑤**區分早、中、晚三餐的規律正常飲食**　規律的飲食可減輕肝臟負擔。

關於强化肝臟所需的各種營養素，有一些是新發現的東西，將由次頁開始爲各位介紹。

（野村喜重郎）

保持肝臟健康
不可或缺的良質蛋白質

對於我們身體不可欠缺的營養素包括蛋白質、碳水化合物（醣類）、脂肪、維他命、礦物質等，其中强化肝臟最重要的營養素就是蛋白質。

爲什麼蛋白質如此重要呢？因爲蛋白質具有以下的重要作用：

①製造酵素的重要材料

爲使從食物所獲得各種營養素可在體內利用、儲存，肝臟會因應其用途而發揮作用（代謝），此外會分解有害物質令其變成無害物質（解毒）．而肝臟必須藉著許多由蛋白質所製造的酵素來進行工作，若無法充分攝取蛋白質，便無法保持肝臟的機能正常。

喝酒者爲分解酒精，需要特別多的酵素，因此更需補充蛋白質。

●主要食品的氨基酸價

食品	氨基酸價	食品	氨基酸價
牛乳 →	100	甘藷 →	88
雞蛋 →	100	大豆 →	86
牛肉 →	100	小紅豆 →	84
豬肉 →	100	豆腐 →	82
雞肉 →	100	馬鈴薯 →	68
竹筴魚 →	100	精白米 →	65

根據科學技術廳「四訂日本食品成分表的相關調查報告」「改訂日本食品氨基酸組成表」

②修復肝細胞的必要物質

大量飲酒會破壞肝細胞，但肝細胞遭破壞卻可很快的復原，真是神奇的臟器。由於細胞本身是由蛋白質所構成，因此反覆進行肝細胞破壞與修復的人，當然需要大量蛋白質。有一段時期的觀念，認爲肝病患者應以低脂肪、低蛋白飲食爲主，但是知道蛋白質有以上作用後，現在對於因肝臟障礙而肝細胞遭破壞的人，在治療上都會給予高蛋白質飲食。

但是由食物中所攝取的蛋白質，並不能在體內直接加以利用，蛋白質需經由腸吸收之後，分解爲氨基酸，在肝臟重新組合爲白蛋白等各種蛋白質。

這是因爲魚或肉的蛋白質是由特別的氨基

酸所組合構成，而我們人類也藉由特有的氨基酸組合構成人類特有的蛋白質。

此蛋白質使用於人類所有的器官，當然肝臟本身亦由蛋白質所構成，但是肝功能減退時，製造蛋白質的功能同時退化，體內蛋白質便會減少，因此要強化肝臟功能，就必須補充能積極製造蛋白質的營養。

那麼吃什麼食物可以補充這種營養呢?肝臟是由氨基酸來製造蛋白質，這時各種類的氨基酸都不可欠缺。雖然有些氨基酸可在體內合成，但還有其他體內無

●強化肝臟所曾的蛋白質量（男性）

年齡	體重（kg）	熱量（kcal/日）	蛋白質（g/日）	動物性蛋白質（g/日）
30歲～39歲	55	2080	**94**	55
	60	2280	**102**	60
	65	2480	**111**	65
40歲～49歲	55	2000	**85**	50
	60	2160	**93**	54
	65	2360	**101**	59
50歲～59歲	55	1880	**77**	44
	60	2040	**84**	48
	65	2200	**91**	52
60歲～	50	1600	**63**	35
	55	1760	**69**	39
	60	1920	**75**	42

法合成，必須由食物中攝取的氨基酸，這稱爲必須氨基酸，共有八種。

也就是說，爲了得到人類所需要的蛋白質，就需要攝取含有必須氨基酸的蛋白質，究竟哪些食品是均衡含有必須氨基酸的?我們可以由氨基酸價來衡量其尺度，最理想的氨基酸價爲一〇〇，而最接近一〇〇的食品是蛋及牛乳、肉類等。主要食品的氨基酸價，如前頁所示。

日本厚生省國民營養審議會認爲體重六十kg的男性，一天需要七四·四g的蛋白質，但爲了强化肝臟，應該以下表所示的蛋白質量爲目標，其中要包含近五成的動物性蛋白質較爲理想。

（鵜沼直雄）

促使肝臟代謝順暢進行的**維他命B群**可保護飲酒者的肝臟

對於肝臟功能而言，重要的不只是蛋白質而已，各種維他命也是不可或缺的營養素。在肝臟中將澱粉轉換為葡萄糖時，會進行重新製造營養素作業或合成新物質（這就是代謝作用），同時亦進行不需要物質之分解、解毒，這主要藉著酵素作用來進行，而維他命是酵素發揮作用時不可或缺的存在，因此當肝臟發生障礙時，便無法順利地在體內合成維他命。

維他命中與肝臟關係最密切的是B群維他命，包括B_1、B_2、B_6、B_{12}、煙酸、泛酸、葉酸等。B群可使體內代謝順暢，也是醣類、脂質、蛋白質轉化為熱量時不可缺少的維他命。

在體內以肝臟細胞中的線粒體小器官含量較多。當維他命B群不足時，肝細胞機能會顯著減退而引起代謝障礙，就會出現倦怠或食慾不振等症狀；相反的，當飲酒過量而引起肝臟障礙時，通常會同時進行維他命B群缺乏症。

最近酒類飲料的需求量不斷增加，但以下實例將說明飲酒之害與維他命B群的關係。調查一二〇個每天喝五壺酒以上的人，發現約六成有酒精性肝硬化、肝炎、脂肪肝等肝臟障礙，而調查其血液中的維他命濃度時，發現許多人都是潛在維他命B群缺乏症患者。

爲什麼因飲酒而引起肝機能障礙的人。會大都伴隨維他命B群缺乏症呢？因爲維他命B群全部會被小腸吸收，在肝臟發揮維他命的作用，而飲酒的過量會令腸粘膜發生問題，阻礙了吸收能力；第二點是即使維他命B群在小腸被吸收，當肝功能減退時，維他命B群也無法發揮作用。

維他命B群無法發揮作用，即對肝細胞產生影響，致使B群缺乏情形更加嚴重，結果變成不斷擴大的惡性循環。相信各位可以了解維他命B群對肝臟之重要性吧！

事實上，治療酒精性肝炎或脂肪肝等，會採取大量補給維他命B群的方法。爲了修復代謝中樞——肝功能的紊亂情形，維他命B群確實十分需要。

自認爲經常飲酒的人，平常就必須注意飲食，避免造成維他命B群缺乏，同時可在吃下酒菜時，充分攝取含B群較多的食品。

含有豐富維他命B群的食品，主要如下：

①含豐富維他命B_1的食品

小麥胚芽、豬腿肉、大豆、花生、烤火腿、糙米、雞肝、胚芽米等。

②含豐富維他命B_2的食品

八目鰻、牛肝、雞肝、香菇、小麥胚芽、蛋、乳酪等。

③含豐富維他命B_6、B_{12}、煙酸、泛酸、葉酸等食品

肝臟、肉類、牛乳、酵母、魚、豆類、蛋黃、堅果類、菠菜、乳酪等

其中的B_1無法儲存於體內，因此一定要每天補給。

全部完整攝取B群維他命非常重要，事實上在選擇食品時，有一個簡單的標準，就是右述的含豐富B群食品，可區分爲①與②③二組，由右邊的分類可見②③幾乎都是同類的食品，因此只要由①中選出一種食品、再由②③選出一種食品，合計選二種即可攝取到全部的B群。

（橋詰直孝）

●防止肝病的維他命攝取速見表

預防伴隨肝障礙產生的出血傾向	預防伴隨肝炎產生的貧血	預防肝癌	預防・改善肝硬化	預防・改善慢性肝炎	預防病毒性肝炎	減少藥物副作用	幫助解毒作用	防止酒害	防止脂肪肝	幫助脂質代謝	幫助醣類代謝	幫助蛋白質代謝	效果／維他命
○		◎	○	△	○				△	△			A
		△	△	△	△	△	○	○	◎	◎	◎	◎	B_1
△		△	△	△		△	△	○	◎	◎	○	○	B_2
		△	△	△				○	◎	◎	△	△	煙酸
		△	△	△		○	◎	○	○	○	△	◎	B_6
	◎		○			△	△	○		△	△	◎	B_{12}
	◎		○	△				○				○	葉酸
		△	○	○	○	○	◎	◎	○	○	△	△	泛酸
◎	○	◎	○	○	◎	○	○		△	△			C
		△	△	△									D
△		◎	△	△	○	◎	△	○	◎	◎	△	△	E
◎		△	○	△	○								K
		△						△	◎	◎	△	○	生物素
			○	○				○	◎	△			U

（維他命 u 是維他命樣物質，並非維他命，但具有重要的作用）
◎表示非常重要的維他命，○表示重要的維他命
△表示必要的維他命

特效營養素**膽鹼**，
即使持續飲酒也可保護肝臟

你知道膽鹼這種營養素嗎？事實上它是維他命B群的同類，但因爲只攝取普通飲食並不會造成缺乏症，故不稱爲維他命而稱爲「類維他命物質」。膽鹼對於飲酒較多的人而言是非常好的朋友，因爲它具有防止脂肪肝之作用。

脂肪肝是指在肝細胞中積存大量脂肪之意，這是因飲酒過量或攝取大量含多量脂肪之食品所造成的疾病，此外缺乏膽鹼時也會引起。

由於酒精或脂肪在肝臟代謝時，若膽鹼不足便無法順暢進行，也就是會造成不完全燃燒，因此，沒有使用掉的脂肪便會全部積存於肝臟。

這是以老鼠作實驗所證明的事實，給予老鼠低蛋白、低膽鹼的飼料與水、同時加入酒精，結果造成脂肪肝症狀，但是給予罹患脂肪肝的老鼠大量膽鹼時，實驗證明能夠令肝細胞恢復正常。

人類體內可以製造某種程度的膽鹼，不過大量飲酒而造成脂肪肝的人，有必要由

●富含膽鹼的代表性食品

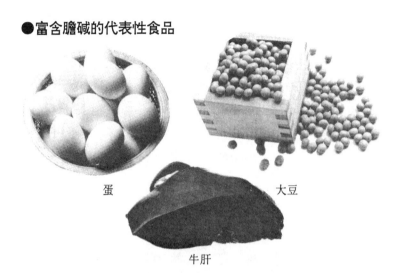

食品中積極攝取。

膽鹼於花生、毛豆、大豆等豆類及肝臟、蛋中含量較多，例如，一〇〇g的大豆中含有二五五mg的膽鹼，而牛肝中所含的膽鹼爲牛肉的四倍。

膽鹼具有易溶於水的性質，不過煮毛豆應該沒有問題，而且非常耐熱，所以大豆等連同煮汁一起食用，便可充分攝取到膽鹼。

所幸含膽鹼較多的食品，也是非常合適的下酒菜，因此喝酒時別忘了這些下酒菜哦！

（安田和人）

喝酒前後各攝取三g維他命C
可防止惡醉、宿醉並強化肝臟

維他命C和維他命B群同樣是飲酒者的強力同志。大家都知道喝酒時吸收的酒精會送至肝臟，肝臟的酒精處理能力爲一小時八～十g左右，換算爲日本酒是½杯、啤酒爲一杯，如果飲用量超過時，多餘的酒精便會殘存於血液中。

到達肝臟的酒精會立刻開始分解，酒精先藉著乙醇脱氫酵素分解爲乙醛物質，再藉乙醛脱氫酵素分解爲水及二氧化碳。

因此，即使是一瓶上萬元的高級白蘭地，最後還是被分解爲水及二氧化碳排泄掉。而最大的問題是前述的乙醛，對我們的身體而言屬於有害物質，此物質的毒性極強，殘存於血液中會引起頭痛及噁心等宿醉症狀。

爲避免宿醉，當然要迅速將乙醛處理掉，這時就由維他命C來發揮效力了！因爲維他命C具有提高前述二種酵素功能的作用，可以強力促進酒精的分解、排泄。

也就是說，因酒精分解停滯而產生的有害物質會毒害肝臟，亦具有引起惡醉及宿醉的危險，而維他命C可以加以防止。

肝臟中還含有細胞色素P四五〇酵素，這個酵素也能對肝臟的解毒發揮重要作用，維他命C亦可提高此酵素作用，由這點看來，維他命C的確對肝臟解毒作用有很大貢獻。

同時維他命C還能使得宿醉的原因物質——雜醇油（爲提高酒的風味而添加之物質）迅速分解；另外，對於食物中所含的食品添加物等毒物或阿斯匹靈等藥物的無毒化（也就是防止副作用），維他命C也能有效發揮功用。

爲了得到維他命C的良好效果，可以在喝酒前攝取三g、喝酒後再攝取三g維他命C，如此不但可防止惡醉，同時也能減少宿醉。

而且喝酒前攝取維他命C，能夠使得酒精迅速分解，不容易喝醉，但也可能因此反而喝得太多，所以必須注意不可過量。

（森重福美）

充分攝取**維他命**E可防止藥劑性肝障礙及脂肪肝

除了前項爲止介紹過的維他命B群及維他命C以外，對肝臟還有一個強有力的助手，它的名字就是維他命E，能夠發揮保護酒精分解工廠——肝臟的作用。

爲什麼維他命E可以保護肝臟呢？

因爲維他命E具有抗氧化作用，也就是具有防止肝細胞膜受損、形成過氧化脂質的作用。所謂過氧化脂質，其實是脂肪的成分之一——不飽和脂肪酸氧化而形成之物質，它會損害細胞膜，使其功能降低，過量便會導致肝細胞受損。但是攝取維他命E之後，便會發揮抗氧化作用而防止過氧化脂質的形成。

維他命E還具有提高脂肪代謝的作用，倘若脂肪代謝不順暢，沒有處理掉的脂肪便會積存於肝臟，而成爲形成脂肪肝的原因。事實上調查脂肪肝患者後，發現他們的維他命E都有減少現象。

因此體內的維他命E減少時，便會使得過氧化脂質增加，肝細胞容易發生毛病，同時也容易導致脂肪肝。

最近藥劑性肝障礙的問題備受矚目，在抗生物質、降血壓藥、鎮痛消炎藥、便秘藥、具有某種物質會使人產生肝障礙。這種藥劑性肝障礙與前述的過氧化脂質有關，已是目前學會的定論了，事實上調查有這種疾病的患者血液時，發現其中過氧化脂質增多，一旦症狀改善，過氧化脂質便會減少。

以老鼠作實驗，發現缺乏維他命E的老鼠易引發肝臟問題，給予藥物亦引起肝臟病變，但若給予藥物時一併補充維他命E，過氧化脂質便不會增加，換言之，只要在服用藥物時一併服用維他命E，就可以防止肝臟毛病的出現。

爲保護肝臟，究竟應攝取多少量的維他命E呢？一天八～十mg爲最低必要量，但是若無法大量攝取，也就是達到一〇〇mg以上，就無法產生上述效果。維他命E即使攝取過多也不必擔心過剩症的問題，因此在喝酒機會較多的年初、年終時，一天最好攝取三〇〇～六〇〇mg來保護肝臟吧！

（野村喜重郎）

防止肝臟病及肝癌必須注意避免β—胡蘿蔔素、維他命Ａ的不足

維他命Ａ具有保護肝臟作用，尤其是維他命Ａ的前身物質——β—胡蘿蔔素，具有抑制肝臟病變原因之一的活性氧之作用，維他命Ａ還有預防肝癌的作用。

Ａ主要是對眼睛及皮膚發揮功能，但是卻儲存於肝臟，因酒精而造成肝障礙時，肝細胞數會減少、Ａ的儲存場所亦隨之減少，因此必須充分補充Ａ。

維他命Ａ在肝、鰻魚、蛋黃、奶油、牛乳中含量較多，β—胡蘿蔔素則於黃綠色蔬菜如菠菜、花椰菜、胡蘿蔔中含量豐富。

在罹患急性肝炎時，可以充分攝取β—胡蘿蔔素，但是維他命Ａ不可補充過多。

（野村喜重郎）

●富含維他命Ａ的食品

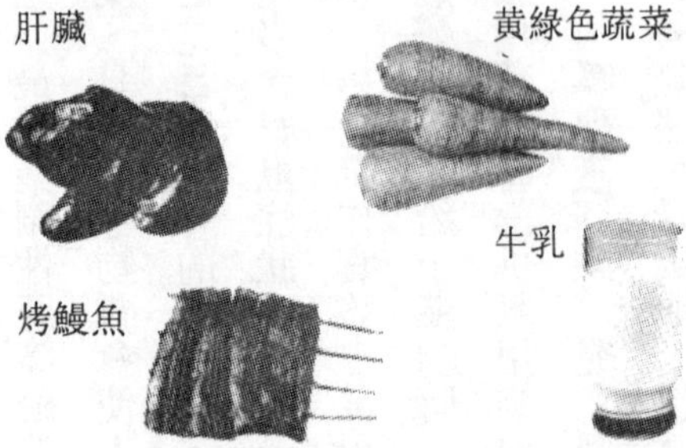

在GOT及GPT的改善方面維他命U的作用不容忽視

在幫助肝細胞修復上，近年來發現類維他命物質——維他命U具有很好的作用。

維他命U原本是胃藥的一種，後來發現對肝病也有效，根據臨床試驗結果，發現給予肝炎患者維他命U後可改善GOT、GPT值，因此確認能夠有效治療肝炎。

總之，當肝臟受損時，包含類維他命物質在內的所有維他命都處於缺乏狀態，因此一定要以營養均衡的飲食來彌補才行。

（野村喜重郎）

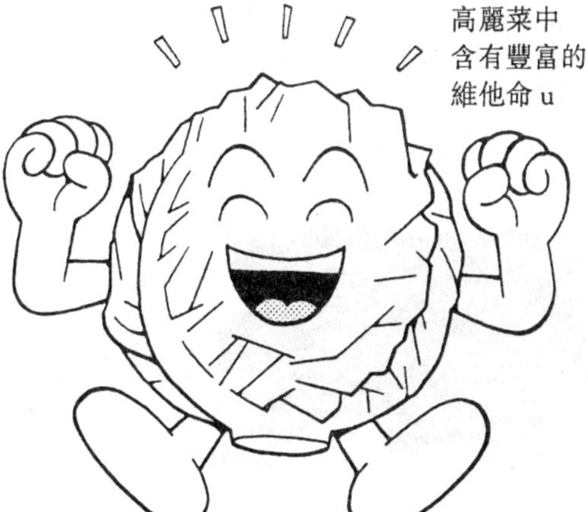

喜歡喝酒的人應積極攝取**蛋氨酸**以幫助酒精代謝

酒精在體內被吸收時，幾乎都會在肝臟分解，因此，喜歡喝酒的人，平常應充分攝取强化肝功能的營養素，才能令酒精被順利處理掉。

在這些營養素中，有一種特別不應缺乏的必須氨基酸，就是蛋氨酸。前面已經提過必須氨基酸是在人體內無法合成的物質，因此一定要在食物攝取，共有八種氨基酸。

爲什麼特別需要蛋氨酸呢？因爲酒精在肝臟中被分解時，直接發揮作用的酵素主要原料即爲蛋氨酸。假使肝臟中缺乏蛋氨酸，酒精的分解便無法順暢進行，所以實際上防止宿醉的藥物中必定含有蛋氨酸。

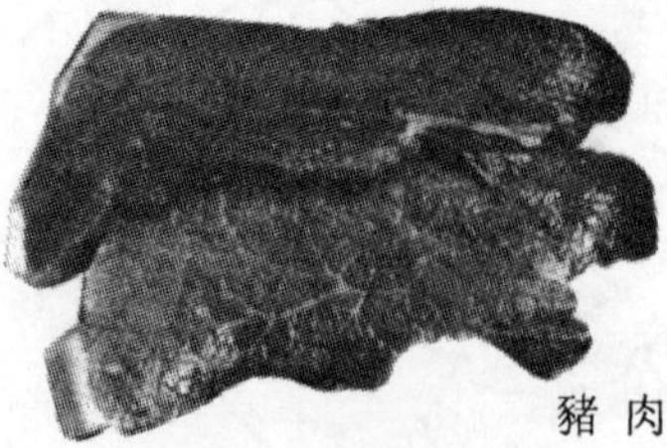

豬肉

蛋氨酸同時具有將酒精沒有分解而變成脂肪的物質，運送到皮下脂肪之作用，因此是防止脂肪肝不可或缺的氨基酸。

肝臟除了製造全身的細胞之外，同時也合成製造肝臟本身的蛋白質，經常聽人提到的肝功能減退，就是指蛋白質合成能力的減退。實際上，蛋氨酸對於保持這種功能而言，是十分必要、不可或缺的存在。

由此可知，爲使肝臟發揮正常作用，蛋氨酸擔任著重要任務。

實際調查肝臟受損患者的血中濃度時，發現蛋氨酸顯著減少，受損程度越强則減少情形越嚴重，這些人在補給蛋氨酸之後，確認可使肝功能逐漸復原。

在每天的飲食中都能輕易攝取到蛋氨酸，因此，自認爲經常喝酒的人，平常更應積極補給。蛋氨酸在雞肉、牛肉、豬肉等肉類及蛋中的含量較多。

（野村喜重郎）

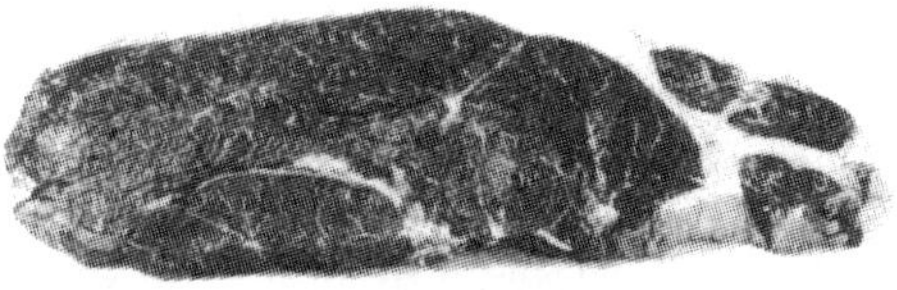

牛肉

魚貝中含量豐富的牛磺酸
可保護飲酒者的肝臟

牛磺酸是魚貝類中含量豐富的營養成分之一，事實上，牛磺酸也具有保護飲酒者的肝臟之作用。

牛磺酸對肝臟的效果，主要如下：首先是可使得膽汁的循環順暢，膽汁對脂肪的消化、吸收而言爲不可或缺之物，經消化、吸收的作用後，一部分會排泄掉、另一部分被小腸再吸收，當膽汁循環不順暢時，對肝臟以外部分也會有很多不良影響。牛磺酸會附著於膽汁的主要成分膽汁酸物質，使得膽汁排泄正常、循環順暢。

牛磺酸也具有強化肝臟細胞膜作用，如果細胞膜強化了，肝臟細胞便不會因酒精或病毒而受損，也可修復受傷的細胞膜。

以上所敘述的牛磺酸作用，現在已利用於醫院的肝病治療，在以往的治療藥中併用牛磺酸，比起單獨使用治療藥的效果更高，特別對於急性的肝臟病變效果顯著。

對肝病可發揮良好效果的牛磺酸，事實上是體內可自行合成的氨基酸之一，但是

●這些魚貝類中含有較多的牛磺酸

	mg/100g
牡　蠣	1022(1)
章　魚	520(2)
墨　魚	350(2)
正　鰹	80(2)
黑鱸鮋	30(2)
沙丁魚	20(2)
真　鰺	19(2)
紅擬庸鰈	65(2)
鱈　魚	30～45(2)
箬鰑魚	20～50(2)

(1)根據荒川、山崎：「牡蠣……其知識與實際的調理」
(2)N.Y『農化』第52卷 N71.1978

生產量非常少，所以爲使身體發揮正常機能，一定要由食物中充分補給。

在成人男子一天的標準熱量（卡路里）攝取量二四〇〇kcal之普通飲食中，應包含五〇～一五〇mg的牛磺酸，對於沒有罹患疾病的人而言已是足夠量，但對於肝臟不好的人來說還不夠，而喜歡喝酒的人爲防止肝臟受酒精之害、牛磺酸的消費量大增，因此必須比一般人多攝取一倍的牛磺酸。

這時的強力同志就是魚貝類，此乃牛磺酸含量較多的食物，因此在每天的餐桌上及下酒菜中，一定要積極攝取魚貝類才可保護肝臟。

（山口賢次）

氨基酸中的**精氨酸**能夠保護肝臟健康

當肝功能衰退時，容易疲倦、皮膚顏色不佳、會出現倦怠等症狀，這是大家都知道的事。由於肝臟所負責的將營養供給全身各部分之工作，無法順暢進行是最大原因；而另一個原因是氨等有害物質，不能在肝臟完全被處理掉，一直殘留於體內。氨是由我們所攝取的魚、肉中之蛋白質，在體內分解所產生的物質。

例如，為了增進元氣而吃了許多帶血牛排，但即使這麼吃，它們也無法直接成為我們的血、肉。牛肉的蛋白質必須在胃腸消化、分解後，在肝臟再合成為適合人體的形態，然後才能成為我們的血或肉。

於代謝過程中，體內不需要的蛋白質會變成有害的氨，而將氨變成無害的尿素，也是肝的重要作用之一，肝臟有元氣地發揮作用時，將氨變為尿素的構造（尿素循環）作用可順利進行，可以將形成的尿素送至腎臟，由尿液排出。

使尿素循環能在肝臟中順暢進行不可或缺的營養成分，就是氨基酸的一種—精氨

●這些食品中含有較多的精氨酸

	食品100g 中的蛋白質含量	食品100g 中的精氨酸
精白米	6.8g	500mg
落花生(乾)	25.4	3,200
大豆(乾)	35.3	2,800
竹筴魚(生)	18.7	1,100
真鮪魚瘦肉(生)	28.3	1,500
鰤魚(生)	20.1	1,300
文鰩魚(生)	21.0	1,300
柳葉魚(生)	22.3	1,300
鱈魚子(生)	24.9	1,300
蠑螺(生)	19.9	1,600
龍蝦(生)	21.2	2,200
毛蟹(生)	18.8	1,900
日本牛(無脂肪)	18.4	1,200
嫩雞胸肉(去皮)	22.9	1,500
豬里肌肉(無脂肪)	19.7	1,300

由科學技術廳「四訂日本食品成分表的相關調查報告」「改訂日本食品氨基酸組成表」的資料概略計算

酸，精氨酸是氨變成尿素過程中必要的潤滑油，缺乏精氨酸則氨無法變換為尿素，氨會積存於肝臟、損害肝臟，而形成一開始所述之症狀。

也就是說，要體貼肝臟，使其充分發揮作用，精氨酸是必要、不可或缺的物質。

尤其是喜歡喝酒的人，除了遵守酒量、設定休肝日外，還要同時補給精氨酸之食品。(尾形逸郎)

燃燒多餘脂肪、修復細胞的卵磷脂
能夠預防飲酒過多易罹患的脂肪肝

大量飲酒者的共通疾病之一是脂肪肝，而於脂肪肝預防及改善上，可發揮重要功能的物質，即爲卵磷脂。

脂肪肝是脂肪（三酸甘油酯＝中性脂肪）異常積存於肝臟中的疾病。健康人一般在肝臟內有五％的脂肪，其中的七〇～七五％是磷脂質，剩下的二五～三〇％是膽固醇及三酸甘油酯，各自形成肝臟組織，發揮保護肝功能作用。

但是脂肪肝的肝細胞中三酸甘油酯異常增加，使得三酸甘油酯在整個肝臟中的比例不斷上升（一〇％以上），如果積存於肝臟中的三酸甘油酯是小脂肪滴、中脂肪滴等比較小的脂肪粒還無關緊要。

但若形成大脂肪滴或脂肪囊等大脂肪塊就會產生問題了，它如果佔據肝細胞的大半部分時，會壓擠細胞核，同時使得肝臟中發揮重要作用的小器官產生障礙。

前述健康的肝臟含有一定量脂肪，而且大半是磷脂質。實際上磷脂質的主要成分爲卵磷脂，而罹患脂肪肝時，肝臟的三酸甘油酯增加，相反的卵磷質會減少，但磷脂質及卵磷脂是構成細胞膜及細胞中的小器官膜之重要成分，也就是說，卵磷脂對維持細胞正常形態有重要作用。

磷脂質及卵磷質具有使小器官之一的線粒體量盛運作的效果，線粒體就是燃燒脂肪的工廠，能產生熱量，但引起脂肪肝的大量三酸甘油酯卻使肝細胞瀕臨死亡狀態，因此爲恢復肝細胞的活力，當然需要充足的卵磷脂。

卵磷質功能的重要要素是其構成內容，由卵磷質開始到所有磷脂質都富含亞油酸、亞麻酸、甘碳四烯酸等不飽和脂肪酸，不飽和脂肪酸富含於植物性脂肪中，較動物性脂肪中富含的飽和脂肪易燃，因此充分攝取卵磷脂，可使三酸甘油酯不易蓄積，已蓄積的三酸甘油酯也能被迅速排除。

預防脂肪肝最好的方法，當然是節制飲酒或戒酒，同時補給富含卵磷脂的食品，對於保護肝臟而言非常重要。卵磷脂在大豆及大豆製品、蛋黃中的含量較多。

（岡部和彥）

防止GOT、GPT上升
大豆富含的**皂角苷**可發揮效果！

苦味、澀味等使得舌或喉嚨產生強烈刺激的味道，稱爲收斂味，將收斂味過强的食品鋪在舌頭上，會令人想吐出來，但若完全沒有收斂味，又會使人感覺味道不夠。最好的例子就是日本酒，爲產生獨特的甘醇，特別在製造過程中加入收斂味，也就是說，爲引出日本酒的美味，一定需要收斂味的作用。

收斂味與國人的味覺間有微妙關聯，而且近年來發現具有收斂味的物質，亦具有預防肝病效果。

這些物質就是大豆中含量較多的「皂角苷」成分，大豆中含有皂角苷及其同類（低分子配糖體）約一五〇種，其效果也陸續被發現出來。

皂角苷具有易溶於水及易溶於油的性質，不僅大豆中含有，亦存在於大豆加工食品中。如豆腐、豆漿、納豆、味噌中都有，不含皂角苷的大豆製品只有醬油而已，喝豆漿時會感到有些澀味，此澀味便是皂角苷及其同類。

愛媛大學的奧田拓道教授首先闡明皂角苷與肝臟疾病預防作用。奧田教授發表的實驗結果，是一面將氧加入玉米油中，一面加熱而形成許多過氧化脂質，這時加入皂角苷便可抑制過氧化脂質的生成；同時給予老鼠含許多過氧化脂質的玉米油，發現牠們的肝臟產生毛病，血液中的轉氨酶（GOT、GPT）值上升，但一併投與皂角苷時，能夠抑止GOT、GPT值的上升。

GOT、GPT是大量存在於肝臟中的酵素，當肝臟受損便會將之釋出到血液中，因此這兩種酵素值上升便表示肝臟受損、肝功能減退，但也必須維持某程度的數值才算是健康。

皂角苷具有抑制GOT、GPT上升的作用，因此可以有效預防肝臟疾病，大豆或大豆製品都是我們日常飲食所熟悉的食品，一定要積極的利用。（大久保一良）

一天攝取六|八g的**食物纖維**
能消除肥胖、去除堆積在肝臟的脂肪

我們的肝臟在正常狀態下含有五%的脂肪，如果增加到一○%以上的狀態，就稱爲脂肪肝，原因是喝酒過量所致，此外熱量攝取過多，也就是吃得過多也可能造成脂肪肝，所以罹患脂肪肝的人大都有肥胖傾向。

所幸脂肪肝與沒有決定性治療法的病毒性肝炎、慢性肝炎不同，只要去除原因便能簡單的治癒，因此若原因是熱量攝取過多，便需重新改善以往的飲食生活。那麼，究竟一天攝取多少營養素爲理想呢？

對我們而言必要的熱量，乃由醣類、蛋白質、脂肪三種營養素來攝取，而各種營養素的適當比例，以攝取熱量而言，蛋白質爲一二～一三%、醣類五七～六八%、脂肪二○～二五%，按照此比例來攝取一天總熱量爲原則，除此之外，還必須攝取食物纖維，嚴格説來，每天需攝取食物纖維中的粗纖維六～八g。

食物纖維可分爲不溶於水與水溶性質二種，粗纖維主要指纖維素、木素等不溶於水的纖維，在蔬菜、豆類、海草類、蕈類中含量較多。粗纖維食用後不會消化，因此停留於胃中的時間較長，可持續產生滿腹感。

在飲食中納入適量的粗纖維，可防止飯或麵包、麵類等醣類的攝取過多，抑止熱量攝取。此外，粗纖維進入腸中會吸收水分而膨脹，具有防止膽固醇或中性脂肪被吸收的作用。

也就是說，粗纖維可促使各營養素達到均衡，並改善脂肪肝及肥胖。實際上經由千葉大學醫學部及我們所共同進行的調查中，發現對脂肪肝合併肥胖的患者進行上述的飲食生活指導之後，得到顯著的脂肪肝及肥胖改善效果，在脂肪肝方面，在五十例中有三十一例，也就是六〇％的患者有顯著改善。

一天六～八g的粗纖維相當於多少食品呢？以大豆等豆類（乾燥）而言，爲二十g；包括根菜類在內的蔬菜爲三五〇～四〇〇g；海草類與蕈類共計一〇g，這是總共的攝取量。脂肪肝患者必須注意這個標準，考慮營養均衡的飲食。（落合　敏）

小魚中所含的彈性蛋白酶具有保護肝臟作用

魚中所含的營養成分，現在備受世界矚目，相信大家都知道。尤其是從頭到身體全部都可食用的小魚，更含有很多對我們的健康及成人病的預防很有效之成分，這些成分當中近年來特別被注意的一種，就是彈性蛋白酶。

彈性蛋白酶也是在牛或豬的胰臟中製造之酵素，之所以會瞬間受到衆人的矚目，是因爲它能夠保持血管的彈力，也能防止脂肪及鈣的沈澱、預防動脈硬化，而且還陸續了解到它具有各種作用，含有許多能預防成人病及老化的有效成分。

事實上，由於發現它對心臟病、高脂血症、肝臟疾病、糖尿病等有效，因此開始用於治療。

彈性蛋白酶是經常飲酒者不可或缺的營養成分，它具有促進脂肪分解的作用，藉此作用便可改善因脂肪堆積於肝細胞中而引起的脂肪肝；此外也具有預防肝細胞纖維化而導致肝硬化的作用，這是經由實驗確認的事實。

●連頭在內全都可以吃的小魚含有保護肝臟的特效成分

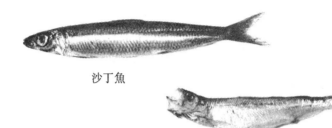

沙丁魚

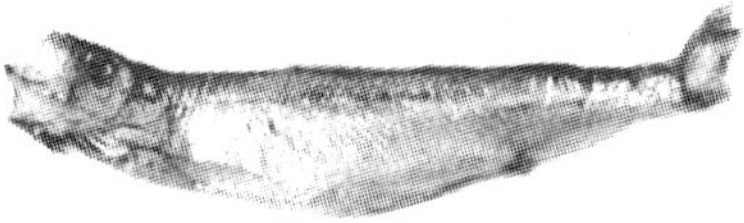

柳葉魚

若鷺

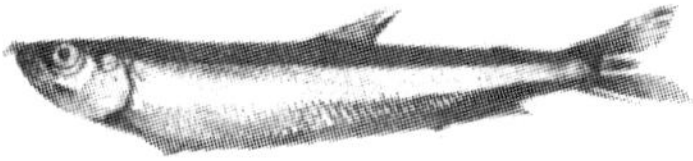

現在我治療慢性肝炎患者時，也會投與彈性蛋白酶製劑，確實發現肝功能的檢查成績良好，病情得到了改善。

現在已當成治療藥使用的彈性蛋白酶，是由豬的胰臟所抽出的製劑化物質，因此只要吃豬的胰臟就可得到這種效能了。但是因爲豬的胰臟是各種有效成分的寶庫，可能早就被藥商購買一空，而難以買到。

建議各位可以用小魚類來當代用食品，如若鷺、柳葉魚或沙丁魚等連內臟都可食用的小魚，含有類似彈性蛋白酶的物質，可以作爲下酒菜或平常的菜肴，應積極地將之擺在餐桌上。

（野村喜重郎）

魚油中所含的EPA及DHA能夠促進脂肪代謝、預防脂肪肝

最近魚肉脂肪成分中富含的EPA（二十碳五烯酸）與DHA（二十二碳六烯酸）嶄露頭角，主要理由是發現它們具有預防動脈硬化的作用，對於經常飲酒者擔心的脂肪肝，也具有預防作用。

不過，我們每天從食物中攝取的營養源，主要是蛋白質、醣類、脂肪三大營養素，這些營養素的一天需要量，換算爲熱量以蛋白質一二～一三％、醣類五七～六八％、脂肪二〇～二五％的比例較爲理想。國人的營養攝取，至目前爲止都能保持此適當比例，想必是成爲長壽國的一大要因，但是根據一九九一年度的國民營養調查顯示，國人對脂肪的攝取比例爲二五・四％，已經超過二五％的適當量。

在脂肪攝取率超過四〇％的歐美各國，因爲動脈硬化而引起心臟病等成人病而煩

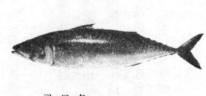

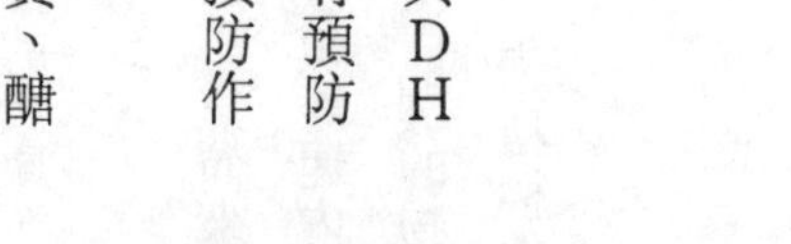

虱目魚

惱的人不斷增加，當然在脂肪攝取量不斷增加的我國，成人病的發生率也會緊追於歐美之後，因此脂肪攝取量不可以再增加了，同時也要注意食品中所含的脂肪質。

牛肉及豬肉中所含的脂肪是飽和脂肪酸，過量攝取會導致體內的膽固醇及中性脂肪增加，血液中的脂質會堆積在血管壁而促進動脈硬化、引起狹心症、心肌梗塞或腦中風等，不僅如此，皮下脂肪積存會招致肥胖，而增大罹患糖尿病等成人病的危險。

秋刀魚

因此，飽和脂肪酸攝取過多，是引起成人病的一大危險因子，預防上可運用魚中所含的脂肪酸，也就是開頭所述的EPA及DHA等發揮作用，這是經由最近研究所得知的事實。

以下詳細為各位說明。牛肉或豬肉等牲畜肉中，脂肪大多是飽和脂肪酸，相對的，魚的脂肪所含的是豐富多價不飽和脂肪酸物質，名稱類似但功能不同，能夠減少血液中的膽固醇及中性脂肪，同時具有使預防動脈硬化的好膽固醇HDL增加之作用，不僅如此，多價不飽和脂肪酸還可使體內的多餘脂肪燃燒，並抑制中性脂肪的合成。

也就是說，攝取多價不飽和脂肪酸可以減少肝臟積存的脂肪，使末梢的脂肪組織縮小，如此一來，就能夠預防一開始提及的脂肪肝了。

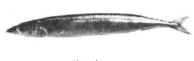

具有如此優良作用的多價不飽和脂肪酸，其代表性物質是DHA及EPA，這兩者富含於竹筴魚、沙丁魚、虱目魚、秋刀魚等背部爲青色的魚類中，在我們身邊經常可看到這些魚類。

在意成人病及脂肪肝的人，最好改變飲食生活爲多吃魚、少吃肉的方式。

爲了大量攝取EPA及DHA，在烹調魚時應採取避免脂肪流失的方法，與其燒烤，還不如煮食，這樣可以連煮汁一起食用而減少損失，如果作成生魚片，則不要浪費，應整條都吃掉，此外魚罐頭也含有未遭破壞的脂肪成分，可加以利用。

（小畠義樹）

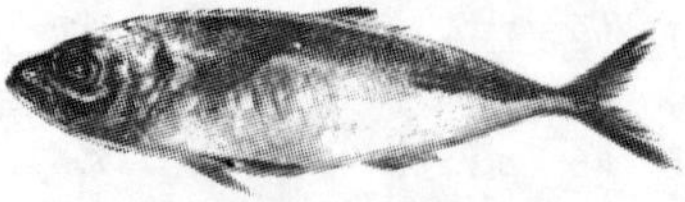

竹筴魚

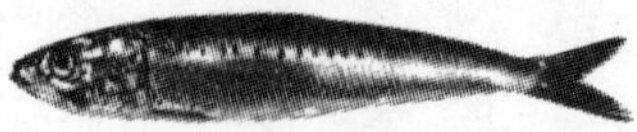

沙丁魚

第2章

利用每天入口的食物使肝臟恢復元氣

指導（揭載順）

- 高居百合子
  武藏丘短期大學教授
- 落合　敏
  千葉縣立衛生短期大學教授
- 一之瀨幸男
  帝京短期大學教授
- 奧田拓道
  愛媛大學教授
- 久保道德
  近畿大學教授
- 野村喜重郎
  茅ケ崎市立病院部長
- 山口賢次
  元國立榮養研究所部長
- 安田和人
  帝京大學醫學部教授
- 大槻耕三
  京都府立大學教授
- 永井勝次
  關西女子短期大學教授
- 中山貞男
  昭和大學講師

每天所吃的蛋能夠保護喜歡飲酒者的肝臟

因喝酒機會較多而擔心肝功能減弱的人，一定要重新評估雞蛋的價值。「只不過是蛋嘛！」也許你會這麼想，但是在肝臟代謝酒精所需要的成分，就富含於蛋中。其代表成分是蛋氨酸，這是一種必須氨基酸，具有使肝臟中的酒精代謝作用順暢進行的功能；此外，在肝臟要製造全身細胞及肝細胞本身，必須合成蛋白質，而使得這個作用維持正常，不可缺少蛋氨酸。

根據「改訂日本食品氨基酸組成表」顯示，一〇〇g的蛋中含有蛋氨酸四〇〇mg，與其他食品的數值比起來的確相當高。

但是，在肝臟合成蛋白質時，不僅需要蛋氨酸，還要八種必須氨基酸都齊備才行，經常聽到的肝功能減退，其實就是合成蛋白質的能力減退之意。由此點看來，蛋中所有氨基酸的比例十分理想，的確是非常適合用來強化肝臟的食品。

蛋有益於喜愛喝酒者，理由不僅如此而已。它還含有豐富的維他命類，可保持肝功能的正常；例如以預防脂肪肝的物質而言，蛋含有膽碱這種維他命樣物質，能夠促進肝臟中的脂肪分解；蛋中還含有可燃燒酒精時的維他命B_1，以及防止脂肪氧化的維他命B_2。

如果大量的酒精運送到肝臟中，會使得肝臟作用減弱，肝臟中蓄積的脂肪就容易氧化，這是引起肝臟發炎的原因之一，這時維他命B_2發揮作用便可防止脂肪氧化，此外，維他命B_2在肝臟分解酒精時，也具有幫助酵素作用的功能，而令酒精得以順暢代謝。

蛋中含有蛋氨酸等必須氨基酸，以及膽碱、維他命B群等，是强肝食品。在喝酒時，下酒菜一定要加入蛋料理，才足以保護肝臟，而且喝酒前吃蛋還能保護胃粘膜、減弱酒精的吸收，具有預防惡醉效果。

此外，因蛋的加熱時間不同，在胃中的消化時間也會有所差異，所以有胃消化障礙的人，最好吃易於消化的半熟蛋。（高居百合子）

牛及豬的肝臟
含有強化肝臟的各種營養素

牛肝及豬肝自古以來就是強肝食品，當然是有根據的。在肝臟中含有理想形態的人體所需蛋白質，而且各種維他命均衡齊備，是一種完全營養食品。

以下稍微詳細探討肝臟中的蛋白質。

大家都知道其中的必須氨基酸含量均衡、蛋白價很高，也就是說，肝和其他蛋白質食品（蛋除外）相比，對身體有效的比例特別高。人類的肝臟組織主要由蛋白質構成，因此爲保護孱弱的肝臟或使其再生，良質蛋白質不可或缺，在這一點上，肝是非常理想的蛋白質來源，此謂「以肝補肝」。

肝所含的維他命，包括具有保護肝臟作用的維他命A，對人體新陳代謝不可欠缺的B_1、B_2、B_6、B_{12}、等維他命B群，以及防止脂肪肝的膽碱及泛酸都很豐富，在礦物質方面有鐵質及磷、鉀、鋅等。

由此可知，肝是營養的實庫、天然的綜合維他命劑，但是維他命E及C的含量卻只有一點點，因此必須補充不足的部分。例如補充維他命C，可以促進肝中富含的鐵質之吸收，也就是能提高肝的營養效果。

具體的吃法如「肝炒韮菜」，黃綠色蔬菜韮菜中含有豐富維他命，而且其氣味成分蒜氨酸也不容忽視，構成蒜氨酸的丙烯基可以與B_1維他命結合，長久保持B_1在體內的效果。

如果炒時使用植物油，則肝中不足的維他命E也可同時補充，而且韮菜中的胡蘿蔔素在以油烹調後，更加容易被人體吸收。

雖然肝有這麼多優點，但並不是完全沒有令人擔心的問題存在。因爲牛及豬的肝臟中殘留著與飼料一起進入體內的抗生物質，不過其量並不太多，如果以日常食用而言，應該不會對人體造成太大影響。

購買時的選擇重點在於色澤及鮮度，應避免發黃、筋較多、看來鬆鬆軟軟的，以選擇豬肝色、暗紅色具有光澤的肝臟爲佳。

（高居百合子）

牛乳及乳製品

可以幫助經常飲酒者強化肝臟

這是和蛋、肝同樣含有豐富良質蛋白質及各種維他命，對於肝臟強化大有助益的產品，包括牛乳、乳酪、酸乳酪、脫脂奶等乳製品，都是身邊就有的食品，但很多人不知道它們可以强化肝臟。爲什麼有益肝臟呢？我們先從牛乳來探討。

牛乳是含有均衡的蛋白質、脂肪、醣類、礦物質、維他命等五大營養素的營養食品，這點大家都知道。就强化肝臟而言，其中特別值得注意的是蛋白質及維他命。牛乳的蛋白質是含有全部肝臟所需之必須氨基酸的物質，屬於良質蛋白質；在維他命方面，除了C以外的所有維他命都含有，最豐富的是維他命B_2與A，具有促進肝臟機能的作用。

一天喝一瓶牛乳（二〇〇ml），就能攝取到一天所需蛋白質量的約十分之一，同時能攝取到一天維命B_2必要量的四分之一强以及維他命A的⅛。如果想要强化肝臟，在食用肉、魚、蛋等其他蛋白質食品的同時，一天至少要飲用二〇〇ml的牛乳。

而牛乳所製造的乳製品，當然也具有與牛乳相同的營養效果，其中有些甚至比牛乳更好，不容忽視。

乳酪　乳酪是由牛乳藉乳酸菌及酵素作用而凝固、去除水分所製成的，製造一盒乾乳酪（二二五g）需要使用十三瓶牛乳，所以蛋白質（良質蛋白質）等五大營養素是以濃縮的形態包含於其中。特別值得一提的是，這種蛋白質的消化吸收率可達九八％，由於蛋白質在發酵過程中被分解爲半消化狀態之故。

酸乳酪　有「長壽之源」美稱的酸乳酪，也是牛乳經乳酸菌發酵後所製成。因爲乳酸菌作用而使得部分的乳糖被分解掉，所以喝牛乳容易下痢的人，可以喝酸乳酪不須擔心此問題。

脫脂奶粉　牛乳中去除脂肪成分再乾燥而製成的脫脂奶粉，具有與牛乳相同的營養成分，低熱量爲其特徵，乃怕胖或需控制脂肪及醣類攝取者最適合的食品。

相信現在各位已經知道牛乳及乳製品的好處。可以使用於料理或直接食用，應用於每日的飲食或下酒菜中，就能夠使肝臟強化。

（落合　敏）

大豆中含有包括蛋白質在內的保護肝臟營養素

現在並沒有治療肝病的特效藥，改善的基本方法是食物療法，而食物療法的支柱則是含有豐富良質蛋白質的飲食，即所謂高蛋白食。這是因爲罹患肝病會使肝細胞製造蛋白質的能力遭受破壞，必須要加以補充。

以良質蛋白質而言，首先會想到的是畜肉類及蛋，但大量攝取會造成脂肪過多，必須多加注意。動物性脂肪中含有會引起脂肪肝及動脈硬化的飽和脂肪酸，因此不妨重新評估不必擔心此問題的蛋白質源——大豆。

大豆有「菜園之肉」的美譽，含有豐富良質蛋白質，同時也是富含維他命及礦物質的低熱量食品，其脂肪成分完全不含飽和脂肪酸，反而含有許多會抑制脂肪肝的不飽和脂肪酸（油酸、亞油酸及亞麻酸等）（參照表），同時還有豐富的具分解脂肪作用的膽鹼，及燃燒多餘脂肪的卵磷脂。因此，大豆對肝病患者及經常飲酒的人而言，含有豐富的保護肝臟營養成分。

這些營養成分也存在於豆腐、納豆、油豆腐、高野豆腐、豆腐皮、味噌等大豆加工食品中，最值得慶幸的是豆腐、納豆、豆腐皮、味噌等蛋白質，與肉類的蛋白質相比，消化吸收率較高，而且大豆製品隨時都可以買到、非常便宜。

只要在烹調法上下工夫，積極將之納入每天的飲食中即可。

巧妙將大豆及大豆製品納入料理中，再搭配適量的肉與蛋，便可在蛋白質攝取上達到「如虎添翼」的效果。

（一之瀨幸男）

●大豆和牛肉中所含脂肪酸的概算組成表（%）

	飽和脂肪酸			不飽和脂肪酸		
	肉豆蔻酯酸	棕櫚油酸	硬脂酸	油酸	必須不飽和脂肪酸	
					亞油酸	亞麻酸
大豆（國產乾燥品）	0.1	11.6	3.2	21.3	52.0	10.9
牛肉（帶肥肉的日本牛）	3.0	27.9	10.4	46.7	1.8	0.0

根據科學技術廳「四訂日本食品標準成分表的相關調查報告Ⅱ」「日本食品脂溶性成分表」算出

豆腐的營養成分
可強化逐漸衰弱的中高年齡肝臟

高蛋白質食品是治療肝病最好的食品，但當肝臟衰弱、食慾減退時，很難吃進油膩膩的肉類，而豆腐含有豐富良質蛋白質、又非常清爽，最適合當成肝病食品。

以下事實也可以證明豆腐最適合作肝病食品。

罹患肝疾病會使得氨解毒能力降低，當血液中未解毒的氨增加時，會引發各種毛病，有時還會導致昏睡，這時如果為了令肝臟復原而吃進許多動物性蛋白質食品，會令血液中的氨量更為增加。考慮到肝臟的問題，雖然肉類等動物性蛋白質有所必要，但卻不能不考量氨的害處，可是植物性蛋白質豆腐不會使血液中的氨增加，可以說是非常適合肝病患者的食品。

再加上豆腐的原料大豆中所含之皂角苷獨特成分，也有助於改善肝病。

最近注意到的肝病成因之一是過氧化脂質，這是由油（不飽和脂肪）與氧結合而形成的鐵銹般物質。

●日常食品的豆腐是有效的強肝食

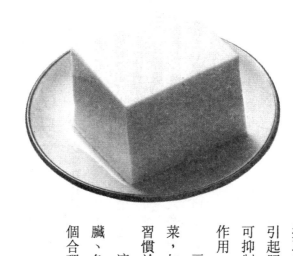

使用老舊的油製成的加工食品或冷凍食品攝取過多，致使過氧化脂質在體內增加，便會引起肝臟的病變，此時大豆中所含的皂角苷便可抑制過氧化脂質的生成，可發揮保護肝臟的作用，這是經由我們的實驗所確認之事實。

豆腐長久以來就是受歡迎的菜肴及下酒菜，如涼拌豆腐、油炸豆腐、湯豆腐等，都是習慣於喝酒時吃的菜肴。

這代表先人在無意識中就已擁有保護肝臟、免於酒害之智慧，而我們當然也應承襲這個合理的習慣來保護肝臟　（奧田拓道）

從豆腐乾燥製成的**高野豆腐**中可有效攝取到有益肝臟的營養成分

高野豆腐是將豆腐冰凍、乾燥所製成，也稱爲凍豆腐，是大豆類加工食品，含有大豆的所有營養成分，因爲没有水分，所以營養成分屬濃縮狀。

其中含量特別豐富的是植物性蛋白質，在其他項目中曾經談及，這是修復受損肝臟細胞的材料，同時也是提供有效改善或預防肝病的皂角苷之供給源。在一kg大豆中，皂角苷的含量約〇・五～〇・六g，但是製成高野豆腐後，其中乾燥濃縮的成分更能有效吸收。皂角苷可提高肝臟功能，因此若在喝酒時一併攝取，便能使得醉意全消且不易惡醉。

高野豆腐具有其他大豆製品所没有的優點，但並非只需吃豆腐就足夠，爲了保持健康，其他營養素也不可欠缺，應整體考量飲食的營養均衡，包括高野豆腐在內，大豆製品應每天都出現於餐桌上。（久保道德）

含有豐富氨基酸、容易消化吸收的**大豆豆芽**也能強化肝臟

大豆豆芽是以人工方式讓大豆發芽而成的食品。一旦冒出芽時，維他命C及維他命B_1便會增加，同時還保有大豆的植物性蛋白質，這些植物性蛋白質含有賴氨酸、色氨酸、蛋氨酸等豐富必須氨基酸，可以補給肝臟營養、幫助酒精代謝。飲酒過量是造成脂肪肝的一大要因，而大豆豆芽中所含的氨基酸可減少酒精之害，保護肝臟。

大豆本身就是强化肝臟的食品，但有個弱點是「不易消化吸收」，這是因爲大豆豆芽含有澱粉酶、蔗糖酶等消化酵素，所以比大豆更容易消化吸收。所以當胃不舒服時，最好吃大豆豆芽以免增加胃的負擔。

此外，爲了避免大豆豆芽的營養成分流失，與其用煮的方式還不如用炒的烹調法來得有效。

（落合　敏）

發酵食品的代表・納豆
其多樣營養成分可預防肝臟疾病

以大豆爲原料的代表性發酵食品之一就是納豆。大豆是營養價值極高的食品，大家都知道，但是其困難點爲不易消化，煮豆的消化率只有六五％，而製成納豆後不但可以保持大豆的優秀營養成分，同時消化吸收率也提升到八〇％以上，這是由於蛋白質在發酵過程中分解爲氨基酸之故。

有許多學者都已證明納豆的營養價值非常高。首先談到蛋白質，一包納豆（一〇〇g）食用後可攝取到十七g的蛋白質，這是相當於魚肉的量，而價格方面則非常便宜、具有很好的經濟性。

同時含有可保護肝臟的維他命B群，例如維他命B_2含量比原料大豆多二倍以上，而維他命E所具有的抗氧化作用，在和B_2一併攝取時，作用會增加四倍以上。

特別值得一提的是含有維他命B_{12}，B_{12}是具有促進蛋白質及脂肪、醣類代謝活躍作用的維他命，原本是在動物性蛋白質中含量較多，大豆中完全沒有，但納豆菌會製造

●納豆的優良營養成分（100g 中）

營養素＼食品者	納豆	豆腐（木棉）	牛肉（帶脂肪）
蛋白質 (g)	**16.5**	6.8	19.0
脂肪 (g)	**10.0**	5.0	10.9
醣類 (g)	**9.8**	0.8	0.3
纖維 (g)	**2.3**	0	0
維他命 A (IU)	**0**	0	20
維他命 B_1 (mg)	**0.07**	0.07	0.10
維他命 B_2 (mg)	**0.56**	0.03	0.25
維他命 B_6 (mg)	**0.50**	0.1	0.30
維他命 B_{12} (mg)	**0.32**	—	2
泛酸 (mg)	**1.2**	—	0.4
煙酸 (mg)	**1.1**	0.1	4.8
鈣 (mg)	**90**	120	4
鐵 (mg)	**3.3**	1.4	1.8
鉀 (mg)	**660**	85	350
膽固醇 (mg)	**0**	0	65

根據科學技術廳「四訂日本食品成分表」。是維他命 B_6、維他命 B_{12}、泛酸的數值除外

出維他命 B_{12}，因此在納豆中可以攝取到大豆所沒有的維他命。

再加上大豆蛋白質，以及維他命 B_{12}，容易消化吸收的納豆，的確是保護肝臟的食品。

納豆中還含有一種能保護飲酒者的胃及肝臟之有效成分，就是在特有的黏液中存在的黏蛋白物質，稍後再爲各位介紹這個黏蛋白。

（野村喜重郎）

蜆的特效成分牛磺酸
能保護日日辛苦的肝臟

長久以來就聽說「肝臟不好的話，要喝蜆味噌湯」，而許多小酒館似乎爲了體貼飲酒者的肝臟，在喝酒之後也通常會贈送蜆味噌湯。

各位不要以爲這個自古以來的純樸習慣是種迷信，因爲蜆的確含有保護肝臟的蛋白質、維他命、礦物質等豐富營養素；蜆還有另一個優點，就是富含牛磺酸這種含硫氨基酸。牛磺酸是可以在體內發揮各種作用的有效物質，在一九八八年認定爲肝病及心臟病的治療藥，積極使用可展現極佳效果。

具體而言，牛磺酸究竟對肝臟具有哪些作用呢？

第一、牛磺酸可促進ATP酵素合成，ATP是細胞營運的必要物質，也是肝臟細胞、心臟肌肉、骨骼肌不可或缺之物質。充分攝取牛磺酸就可大量合成ATP，鞏固肝臟、强化心肌、產生元氣。

第二、牛磺酸可直接作用於肝臟細胞，保護肝細胞，同時加以强化，具有提高肝功能的作用，因爲這個作用，而使得最近利用它來治療慢性肝障礙及急性肝炎。

但是蜆中也含有許多膽固醇，也許很多人因此而感到不安。不過因爲除了牛磺酸之外還含有不飽和脂肪酸，所以吃蜆並不需擔心血中膽固醇增高，牛磺酸及不飽和脂肪酸反而有降低膽固醇的效果。

牛磺酸具有易溶於水的性質，因此，水煮貝類時會有三〇%牛磺酸溶於煮汁中，這就是吃蜆味增湯的原因，味噌湯中含有由蜆溶出的牛磺酸，而且味噌的大豆蛋白還有許多能保護肝臟的膽鹼等維他命B群，可以和蜆的牛磺酸發揮相輔相成效果。

因此，自古以來所作的「蜆味噌湯」的確能保護肝臟，這是先人經驗所累積的智慧，具有科學根據，希望各位可以重新評估蜆味噌湯的價值。此外，蚵、文蛤、墨魚、章魚中也含有豐富的牛磺酸。

（野村喜重郎）

許多人不吃的帶血魚背肉其實含有保護肝臟的維他命

在魚的切口、背肉與腹肉的交界處，有著暗紅色肉質的部分，這就是大家都知道的帶血魚背肉。像鰈魚或鱈魚等活動較少的魚類，帶血魚背肉較不發達，越是接近水面、經常游動的魚、如鮪魚等，這個部分越是發達。

但是我們卻會對這種帶血的魚背肉敬而遠之，製作生魚片時會先切掉此部分，煮魚、烤魚時很多人都不吃這個部分，因爲看起來難看且覺得有腥臭味。不過，現在起請重新評估帶血魚背肉，並積極的攝取，爲什麼呢？

因爲其中含有很豐富的營養素，和營養滿分的肝營養價值相等，甚至可以發揮代替部分我們的肝功能作用。

帶血魚背肉含有許多血液，當然會含有許多鐵質，是普通肉部分的二倍，最重要的是它爲維他命寶庫、含彈性蛋白成分。

彈性蛋白可使血管恢復年輕，預防動脈硬化及脂肪肝。在維他命方面，如表所示，維他命B_1及B_2的含量爲普通肉部分的六～十倍，特別值得注意的是維他命B_{12}，這是幾乎不含於植物性蛋白質中、很難攝取到的營養素，但在帶血魚背肉部分卻含有比普通肉更多的維他命B_{12}，與B_2及B_1都同樣能幫助肝臟功能、具有强肝作用。

這個强肝作用究竟是什麼呢？爲使肝細胞發揮正常作用，需要良質蛋白質，所謂良質蛋白質就是具備全部種類、適當比例的充分必須氨基酸，能滿足這個條件的食品並不多，尤其國人的飲食型態是攝取較多飯、味噌湯等植物性食品，所以不易掌握氨基酸的平衡。

例如，大豆雖有「菜園之肉」的美譽，爲味噌的原料、良質蛋白質源之一，但是很遺憾，應該富含於良質蛋白質的含硫氨基酸卻有所缺乏。而有趣的是在味噌湯的菜碼中加入含豐富維他命B_{12}的蛤或蜆，卻可

●魚肉中所含的主要維他命（100g 中）

維他命的種類／肉的種類	B_1	B_2	B_6	B_{12}	煙酸	C
普通肉	25～180 μg	25～200 μg	9～14 μg	0.3～1.0 μg	2～25 mg	1.7 mg
帶血魚背肉	150～5000 μg	250～1000 μg	6～10 μg	4～20 μg	7～12 mg	2.6 mg

藉維他命B_{12}的作用，使得氨基酸平衡恢復正常。

老鼠實驗也證明了維他命B_{12}之作用。白米缺乏氨基酸中的賴氨酸及蘇氨酸，添加了這些物質之後餵食老鼠，發現體重增加一七％，再添加B_{12}後，增加率達四三％。

由以上實驗可以知道，肝細胞爲了製造身體而進行蛋白質合成，處理過程中維他命B_{12}具有相當重要作用。

爲了使肝功能旺盛、預防疾病，經常攝取良質蛋白質實屬必要，但若同時攝取含維他命B_{12}的食品，將更能提高效果。

飲酒者容易罹患脂肪肝，就是因爲只喝酒、不吃下酒菜，致使運出肝臟脂肪的蛋氨酸（必須氨基酸之一）缺乏，因此下酒菜應挑選含有許多蛋白質的食品，同時一併食用含豐富維他命B_{12}、帶血魚背肉較多的魚類，藉「蛋白質加維他命B_{12}」的效果來預防脂肪肝。

（野村喜重郎）

沙丁魚富含特效成分可保護肝臟

在解説營養成分牛磺酸時，曾介紹過含豐富牛磺酸的魚貝類。參見表時可以發現，和牡蠣、墨魚、章魚相同，沙丁魚也是牛磺酸含量相當多的魚類。

在魚的身上牛磺酸含量特多之部分，是接近體表的帶血魚背肉部份，帶血魚背肉所含的牛磺酸量爲普通肉部分的一百倍。

但是如鮪魚等我們所熟悉的魚類，大都除去帶血魚背肉才販賣，因此沙丁魚這種含帶血魚背肉、可整條食用的魚類，才真的是可攝取到大量牛磺酸的魚類。

所以，一定要知道巧妙攝取牛磺酸的食用法。

因爲牛磺酸不溶於油，可以利用油漬沙丁魚罐來攝取；此外，牛磺酸易溶於水，因此水煮沙丁魚時應連同煮汁一併食用。

（山口賢次）

牡蠣中含量豐富的特效成分能夠保護肝功能

牡蠣是由晚秋到冬天時可享受到的美味，對於經常喝酒的人而言，手捧一杯溫熱的酒、吃一道醋牡蠣，的確稱得上人生一大樂事。在法國也經常可以看到將檸檬汁擠在生蠔上當下酒菜，配著葡萄酒吃的光景。

生蠔與檸檬、醋、柚子等酸味搭配，味道非常好，而且可以與酒搭配。不僅如此，自古以來就有「牡蠣可以消酒毒」的說法，牡蠣本身具有預防宿醉及惡醉的效果，同時可保護肝臟免於酒精之害。

大家都知道，肝臟具有各種物質的「合成」「分解」「解毒」等重要作用，是一大化學工廠。肝臟的作用不可缺少糖原及氨基酸，另外還需要各種維他命及礦物質，而牡蠣中這些營養素豐富、且含量均衡。

牡蠣肉中富含糖原，能夠成爲肝臟的力量，而且糖原代謝之後可以變成葡萄糖醛酸的原料，這是能強化肝臟、具有解毒作用之物質。解毒作用與氨基酸也有關，而牡蠣中亦含有豐富氨基酸，有谷氨酸、甘氨酸、蛋氨酸、胱氨酸、牛磺酸等各種氨基酸，可分解體內所產生的毒素、並將其運送到體外，其中最特別的是牛磺酸，乃臨床上經常使用的肝臟藥物。

如果可以提高肝臟功能，當然就能減少酒精之害、預防宿醉及惡醉。酒精進入體內，會在肝臟被分解而變成乙醛物質，乙醛是引起宿醉及惡醉的兇手，也是易使肝臟受損的有害物質。而牡蠣中所含的糖原及氨基酸，能夠提高肝臟功能、促進解毒作用，可使乙醛迅速分解、無毒化，當大量飲酒、肝細胞遭破壞時，氨基酸也可成爲修復材料。

經常飲酒又不常常照顧肝臟，這是一種殘害自身的不孝行爲。應該利用牡礪做下酒菜、補充肝臟的營養，挑選一些對肝臟有幫助的食物才對。而食用牡蠣最美味的方法，是以新鮮生蠔加醋來食用，因爲不經加熱，所以內含的維他命類不會遭受破壞，同時可有效攝取到礦物質及牛磺酸等。

（野村喜重郎）

泥鰍含豐富蛋氨酸
可以防止脂肪肝

十年前，泥鰍對國人而言是極受重視的蛋白質源，但由於其數量逐漸減少、又擔心農藥污染，所以大家漸漸敬而遠之。不過最近泥鰍的養殖又再度興盛，而受人歡迎。

泥鰍的營養成分具有許多良好特徵。首先是與同樣爲淡水魚的鰻魚相比，脂肪含量非常少，因此擔心脂肪過多的人也可安心食用；而且牠與鰻魚同樣含有豐富維他命A與D、蛋白質，蛋白質屬良質蛋白質，體內合成蛋白質之際所必須的氨基酸之一蛋氨酸含量豐富，是動物性蛋白質食品中數一數二的，而且蛋氨酸也是能防止脂肪肝的著名物質。

對肝臟可發揮重要作用的維他命之一是B_2，B_2與肝臟的脂肪代謝有密切關聯。近年國人的飲食生活變化很大，開始攝取太多脂肪，爲使脂肪順利代謝，應攝取維他命B_2。

●富含維他命 B_2 的泥鰍食品

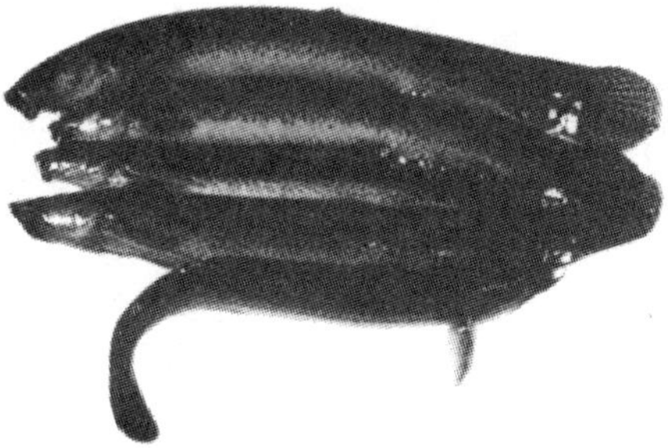

維他命 B_2 在體內還有抑制過氧化脂質生成之作用（抗氧化作用），當體內的過氧化脂質增加時，會引起肝臟障礙，GOT、GPT值會上升。

而泥鰍可說是富含維他命 B_2 食品的代表、在肝臟可以使脂肪代謝活躍、防止脂肪肝、保護肝臟免於過氧化脂質之害，所以一定要重新評估泥鰍的價值。

泥鰍料理中最著名的是柳川鍋，而在家庭料理中最好喝泥鰍湯。

因爲泥鰍可以連骨都煮軟，不妨和牛蒡一起放入味噌湯中煮，牛蒡和味噌的香氣可去除泥鰍的土味，喝起來非常爽口。

（安田和人）

南瓜含有豐富的維他命
可以使衰弱的肝臟恢復元氣

有一些蔬菜可以保護肝臟，其中之一就是南瓜。日本人自古以來冬至有吃南瓜的習慣，古代人在寒冷喝酒的時節，就知道南瓜能治療疲憊的肝臟。

南瓜是黃綠色蔬菜的代表選手，具有能發揮維他命A效力的豐富胡蘿蔔素，也含有許多維他命E及C。一旦缺乏維他命A時會引發癌症，而維他命C也是能抑制癌症的重要維他命。肝病特別容易缺乏維他命A，所以要積極加以補充。

此外，維他命E和C可防止肝細胞膜受損、防止過氧化脂質生成，即使過氧化脂質已經形成，也具有加以分解的作用。維他命E可用來治療肝病及動脈硬化，維他命A、C、E對肝臟而言的確是王牌維他命。

開始擔心肝臟問題的中年人，不妨在南瓜料理多下點工夫，經常將其擺在餐桌上，此外，南瓜的維他命A用油烹調可發揮五倍以上的效用，所以最好以植物油來料理。

（落合　敏）

高麗菜含**維他命**U可強化肝臟

除了南瓜以外，也建議各位食用對肝臟有益的高麗菜。高麗菜比起其他葉菜類而言，含有更多良質植物性蛋白質及游離氨基酸、富含鈣質，此外，葉的綠色部分含維他命A，全體含豐富維他命C及食物纖維。

特別值得一提的是含有維他命U、維他命U別名甲基蛋氨酸，是氨基酸的一種，與蛋氨酸及胱氨酸同樣是有硫黄成分的含硫氨基酸。這個甲基蛋氨酸在肝臟中會變化爲蛋氨酸，因此同樣能幫助分解肝臟中的酒精，也具有防止脂肪肝作用。

蛋氨酸及胱氨酸等含硫氨基酸原本是富含於動物性蛋白質中，雖然有益肝臟，但光是由動物性食品中攝取，會造成動物性脂肪攝取過多而產生不良影響，因此像高麗菜這種含比較多氨基酸的蔬菜，應該大量食用才可取得均衡。如果想全部攝取到高麗菜的營養成分，應該使用油短時間略炒較好。

（大槻耕三）

大蒜是自然界肝臟藥

不僅能預防肝臟病、提高肝機能，還能改善肝炎症狀

目前肝病並沒有特效藥可應付，即使實行強肝法也只是「大量攝取蛋白質及控制酒精」的常識而已，並沒有決定性的療法。可是絕不能只是採取消極的對策，必須積極的保護肝臟才行，因此建議各位採用大蒜。

爲什麼大蒜對肝臟很好呢？還是以實際的例子爲各位介紹一下。我們利用老鼠試圖證明大蒜對肝臟的效果，首先將老鼠分別爲幾組，所有的老鼠利用藥劑而引起肝炎，每一組變換給予搗碎蒜汁的方式，調查肝臟的情形。結果發現完全沒有給予大蒜的老鼠罹患了重症肝炎，而大量給予大蒜的老鼠，病情較微；此外，以電子顯微鏡觀察肝細胞，發現給予大蒜的老鼠，其肝細胞功能非常旺盛；而另一方面，事先就給予大蒜的老鼠，即使吸入引發肝炎的藥劑，其肝臟也沒有任何損害。

由此可知，大蒜不僅可以治療肝炎，而且平常多攝取大蒜，還可達到預防肝炎的效果。

那麼，對於人類也具有相同效果嗎？必須加以調查，讓急性肝炎患者十八名、慢性肝炎患者二十名、肝硬化患者六名，服用一～六個月的大蒜抽出氨基酸，結果對於肝細胞已經死亡的肝硬化患者無效，可是對於急性及慢性肝炎患者，幾乎都能治癒、或症狀能顯著改善，也就是說，大蒜亦可對人類發揮效果。

為什麼大蒜能發揮這些效果呢？

因為生的大蒜中含有能改善肝臟毛病的物質，這個物質即為含硫黃的氨基酸（S—甲基・L—半胱氨酸）。這些成分與大蒜中所含的糖及脂肪結合，便可發揮強力作用，大蒜的主要成分只可發揮十的力量，而加上糖及脂肪後便可發揮到五十～一〇〇，就如同自然生藥的神秘魅力一般。自覺肝功能孱弱的人、或是酒精損害肝臟的人，每天吃一～二片大蒜，便可發揮強肝作用。

（永井勝次）

擔心肝臟問題的人
可在麵包上塗**花生醬**食用

可能是美食旋風的反應吧！最近各種塗抹在麵包上的奶油、果醬種類非常豐富，光是果醬就有蘋果、奇異果、草莓、藍莓等各種選擇。總之，只要選含糖分較少的果醬來塗抹麵包即可。

在這些塗抹麵包的食品中，特別建議中年

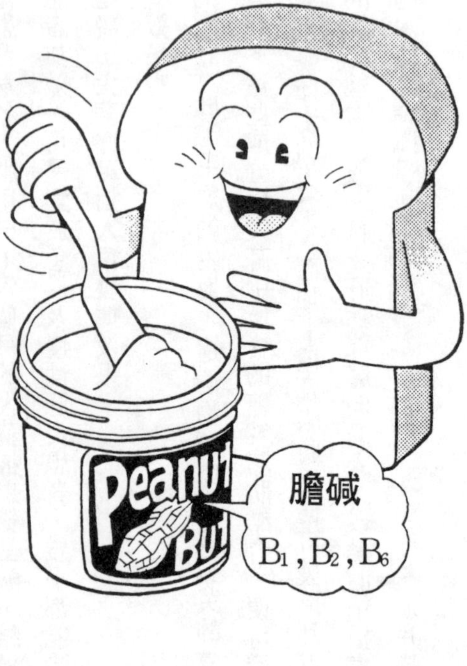

人使用花生醬，因爲花生醬含有豐富維他命、可保護肝臟。花生醬的原料花生，本身就富含膽碱及維他命B_1、B_2、B_6等維他命B群，對於醣類及脂肪代謝不可或缺，並能防止脂肪積存於肝臟，所以，這些維他命類被稱爲「抗脂肪肝物質」。

聽到花生醬，也許有人會認爲它是甜的、兒童吃的食物，但這是誤解，其實花生醬幾乎都是鹹的。

在食品店購買花生醬時，例如A公司製品的原料是「花生、固體植物油、乳化劑、食鹽」，而再加上水飴、砂糖、葡萄糖、加糖脱脂煉乳等之製品也在市面上販賣，這種產品當然會擔心糖分攝取過多，但如A公司的製品就毋須擔心了。

有些人會擔心太鹹、可能會造成鹽分攝取過多，但是也不用擔心，因爲花生醬中具有可以排泄食鹽、也就是鈉作用的鉀，鉀爲鈉的二倍，所以雖然花生醬有鹼味，卻是不會産生鹽分之害的食品。喜歡吃吐司麵包的人，可以在剛烤好的麵包上塗一層花生醬，以保護重要的肝臟。

（落合　敏）

每天擺放在餐桌上的**米糠鹽漬菜**
含有很多強化肝臟不可或缺的維他命B群

能夠增添餐桌上自然菜色的米糠鹽漬菜，是國人不可缺少的醃漬食品代表。例如因夏日懶散症而食慾不振時，一碗米糠鹽漬菜便能消除這種症狀，不僅因爲吃起來美味、清爽、口感極佳，而且因爲米糠鹽漬菜的本身就具有消除夏日懶散症的成分力量。

此力量來自於米糠味噌。由於米糠含有豐富的B_1、B_2等維他命B群，將蔬菜醃漬在其中，可以增加蔬菜的維他命B群；此外，米糠經過發酵，因此其中的乳酸菌也有增加維他命B_2的作用。大家都知道乳酸菌具有整腸作用，且可使鹽漬菜有適當的酸味，事實上就是因此功能所致。

但是，食慾不振及氣力減退等夏日懶散症特有的症狀，主要原因爲肝臟的代謝作用衰退，代謝作用指將食物的營養素變成身體所必需的成分，然後變成熱量儲存起來之作用。肝臟代謝作用衰退，不僅在夏日懶散症時、患肝臟疾病時也會出現，而肝臟衰退的要因之一是肝臟所含的各種維他命、包括維他命B_2及B_1缺乏所致，反過來說，爲使肝機能良好、防止夏日懶散症及肝病，當然不可缺乏維他命B_1及B_2，所以應該補給維他命B群，每天都可以吃一些鹽漬菜來補充力量。

補充維他命B群的米糠鹽漬菜可以幫助强化肝臟，是非常好的食品。但是若在以鹽醃漬的菜上撒米糠，或是吃剛作好的米糠鹽漬菜，便無法發揮效果了。

前面曾提及，用來浸泡蔬菜的米糠中含有豐富乳酸菌及維他命B群，這才是重點所在，因此醃得越久、效果越大。

米糠鹽漬菜能補給維他命B群、强化肝臟，但是還要選擇含有許多維他命的蔬菜才好。維他命含量豐富蔬菜的第一名是高麗菜，高麗菜含有豐富維他命B_1、B_2、C等，並含有許多鈣、磷、鐵等礦物質，此外含維他命A很多的蘿蔔葉及蕪菁菜，以及維他命B_1、B_2的寶庫西洋芹等，也都是很適合的蔬菜。

（落合　敏）

夏天容易衰弱的肝臟
可利用**穀物醋**來作強力支援者

說到夏天就想到啤酒，在一天的暑熱結束時，喝下一杯冰涼的啤酒真是一大享受。但這種快感實在是很麻煩的東西，連喝幾杯之後便肚子發脹而吃不下配酒菜了，夏天胃腸的功能會減退、食慾衰退，甚至連晚餐也不想吃，因此無法好好的攝取食物，在不知不覺中增加肝臟負擔、致使肝機能減退。爲了防止肝臟功能減退並很有元氣的度過夏天，事實上需要一個强力支援者，那就是醋。

醋依原料和製法可分爲穀物醋、水果醋及合成醋等。穀物醋是由米、麥、玉米等原料所製成，如以精白米製造的米醋、或以糙米製造的糙米醋等，都是大家熟知的醋；水果醋是由水果所製成的醋，如蘋果醋、或葡萄酒製的葡萄酒醋等，合成醋則是以水稀釋冰醋酸所製成。其中最能幫助肝功能的是米醋及糙米醋，特別是只以米爲原料，循自然製法所作的天然釀造醋，更是强力支授者。

成爲强力支援者的秘密在於穀物醋中所含的氨基酸，爲明瞭此秘密，首先爲各位說明天然釀造的米醋製法。材料是米、水及米麴，先將米、水及麴放入甕中製造出酒來，然後將此酒利用空氣中的醋酸菌進行醋酸發酵，就變成了醋，將醋再更熟成一些，就成爲有獨特澀味及香氣的米醋，此釀造熟成期間約需一年。

一〇〇g的米中約含有十四g的蛋白質，這些蛋白質在發酵及熟成過程中分解爲氨基酸，所以米醋中含有氨基酸。這裡的氨基酸包括蛋氨酸、胱氨酸、谷氨酸等，都可以幫助肝臟功能，對於衰弱的肝功能恢復有很大幫助。

大家也知道肝臟會將食物所含的蛋白質分解爲氨基酸，同時進行將氨基酸製成自己身體所需蛋白質之作業。而前述米醋及糙米醋中的氨基酸可直接用來合成身體所需蛋白質，也就是可以節省肝臟中食物中取得蛋白質、分解爲氨基酸的過程，製造合成身體所需的蛋白質將更有效率。

而且醋中所含氨基酸不會對肝臟造成負擔，可以修復衰弱的肝臟，最適合用來作肝病的病中、病後食物療法，尤其是在容易懶散的夏天攝取醋，最能默默體貼不斷勞動的肝臟。

（中山貞男）

梅乾中含豐富特效成分
能夠強化肝功能

梅乾也是能幫助肝臟解毒作用的食品之一。例如，喝酒時酒精的代謝幾乎都在肝臟中進行，這時若能一併食用梅乾，便可加速酒精的分解、防止宿醉及惡醉，這是因爲梅乾中含豐富檸檬酸等有機酸作用之故，除了檸檬酸之外，還含有很多蘋果酸等有機酸，也就是一〇〇g中含五g的有機酸。而蘋果爲一g、番茄爲〇・八g、檸檬爲二g，可知梅乾中有機酸含量之多。

爲防止惡醉，可以在喝酒前吃梅乾，或是用梅乾作菜也有效，尤其是和良質蛋白質組合特別好，如雞胸肉涼拌梅乾、納豆加梅乾等，都是很好的菜。喝酒之後喝一杯梅乾茶、或充分飲用含梅乾的粗茶，即可防止宿醉，第二天上班就不會覺得痛苦了。

此外，梅乾中含有微量能提高肝功能的苦味酸成分，所以能強化肝臟。

（落合 敏）

第3章 減輕肝臟負擔的「飲酒秘訣」

指導（揭載順）

- 野村喜重郎
  茅ケ崎市立病院部長
- 岡部和彦
  聖マリァンナ醫科大學教授
- 豐田清修
  元神奈川齒科大學教授
- 石田裕正
  慶應義塾大學醫學部教授

不損害國人肝臟的飲酒量是多少呢？

雖說「酒是百藥之長」，但是必須適量才行，過度飲用會導致宿醉及惡醉，成爲傷害肝臟的元兇，所以需要注意喝多少量才不會損傷肝臟、才能享受飲酒之樂。

問題就在於酒中所含酒精的絶對量，大家都知道酒依種類不同、酒精濃度也有不同。通常像日本酒、葡萄酒、啤酒等釀造酒的酒精含量並不高，日本酒爲十五～十六度、葡萄酒爲十一～十四度、啤酒爲四度，而像威士忌或伏特加酒等蒸餾酒的酒精濃度就較高，因此關於所喝的酒之酒精量（g數），必須利用以下公式算出大攻比例來。例如，喝一壺日本酒（一八〇ml）時，

$$180\text{ml（飲酒量）}\times\frac{15\text{度（酒精濃度）}}{100}\times 0.8\text{（酒精比重）}=21.6\text{（g）}$$

也就是說，體內攝取了二十二g的酒精。

以國人而言，肝臟的酒精分解能力，體重每十kg、一小時約一g。例如體重六十

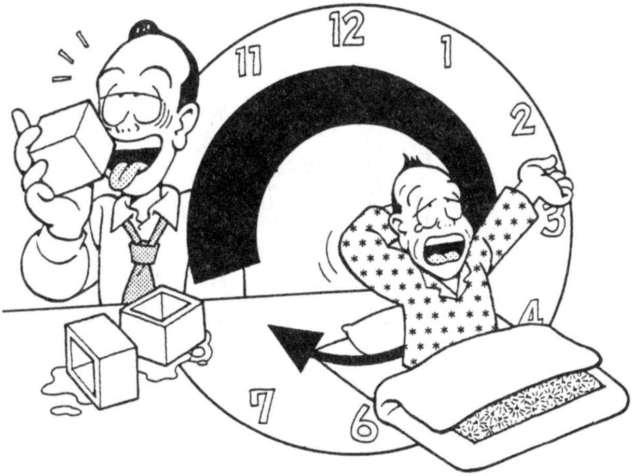

kg的人，一小時能分解六g的酒精，所以，如果一個人喝了三壺日本酒，就有二二（g）×三（壺），也就是六六g的酒精進入體內，而分解這些酒精所需的時間爲：

$$\frac{22\times3}{6}=11$$

計算起來約爲十一小時，前一天晚上八～九點喝了三壺日本酒，要直到隔天早上七～八點時，酒精才能完全離開體內。

體內的酒精有九〇%在肝臟分解、處理，但其能力有限制。在短時間內喝下酒精濃度高的酒時，肝臟的處理能力趕不上，血液中的酒精及乙醛量就會增多而成爲惡醉或宿醉的原因。

因此，爲使肝臟能順利處理酒精，應解放

半日以上，日本酒一天喝二瓶或啤酒二大瓶或威士忌單份四杯爲大致的標準。

附帶爲各位介紹由「大阪肝炎、肝硬化研究會」所進行的飲用酒精量與肝硬化率調查結果，根據資料顯示，每天喝酒一～二壺的人，罹患肝硬化的機率與不喝酒者大致相同，而每天喝三～四壺時，危險率增加六倍，如果持續十年喝五壺以上時會接近十三倍。

關於喝多少酒會使肝臟受損，衆說紛紜，不過以下的要點卻一致，就是每天喝三壺以上、持續五年以上，就具備罹患酒精性脂肪肝及肝炎的條件，而如果喝五壺以上、持續十年以上，便具備了罹患酒精性肝硬化的條件。

先前介紹過國人的酒精分解能力便可證明這一點，體重六十kg的人、一天的酒精最大處理量是一四四g，換算爲日本酒是六～七壺，因此每天喝酒六～七壺者之肝臟，是不眠不休的運轉著，當然肝臟發出哀號，產生危險性的比例會增高。酒若要發揮百藥之長的功力，以日本酒來換算，一天喝二壺以內才是上策。（野村喜重郎）

養成宴會前躺下來稍微休息的習慣
能防止惡醉或宿醉

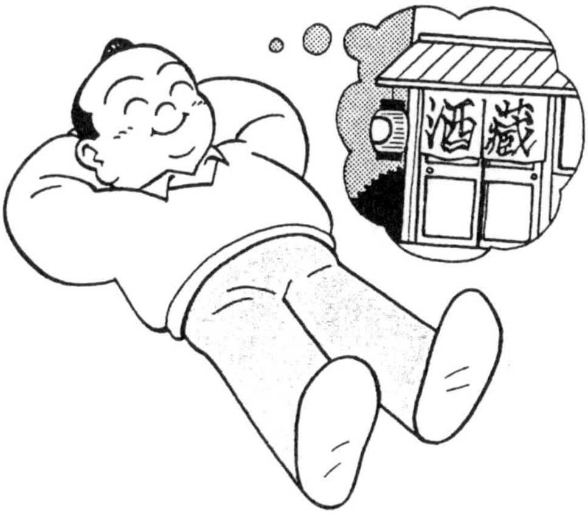

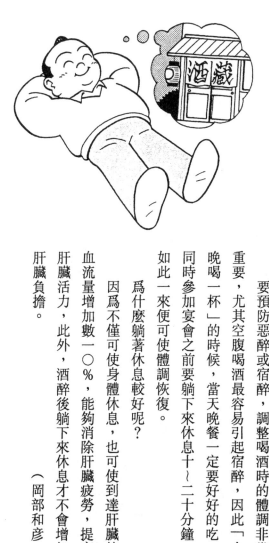

要預防惡醉或宿醉，調整喝酒時的體調非常重要，尤其空腹喝酒最容易引起宿醉，因此「今晚喝一杯」的時候，當天晚餐一定要好好的吃，同時參加宴會之前要躺下來休息十～二十分鐘，如此一來便可使體調恢復。

爲什麼躺著休息較好呢？

因爲不僅可使身體休息，也可使到達肝臟的血流量增加數一〇％，能夠消除肝臟疲勞，提高肝臟活力，此外，酒醉後躺下來休息才不會增加肝臟負擔。

（岡部和彥）

喝酒前吃柿子、蘋果、草莓、柑橘可防止惡醉

熟柿子、夏橙、牛乳……都是舊時民間相傳可防止惡醉的食品，但是否有效呢？許多人都半信半疑，可是這的確是有根據存在的說法。這些食品含有可促進酒精代謝的維他命B_2及C、果糖、葡萄糖和能延遲酒精吸收的鞣酸、咖啡因等。

關於柿子方面，有來自京都府立醫科大學的研究報告。這是使用兔子所作的實驗，讓複數的兔子、體重每一kg喝濃度十％的酒精十ml，將這些兔子分爲三群，在飲酒前三十分鐘、飲酒後三十分鐘及六十分鐘後給予柿子汁，然後在同樣條件下以蒸餾水代替柿子汁給另一群兔子喝，還有一群兔子是給予砂糖水。

比較三群喝柿子汁的兔子時，結果發現在喝酒前三十分鐘給予柿子汁的兔群，與三十分鐘後、六十分鐘後喝柿子汁的兔群相比，以及喝蒸餾水及砂糖水的兔子相比，血中酒精濃度最高值較低，而且最高值的出現非常慢、降低的速度卻非常快，此外，也顯示血中的乙醛濃度非常低。

●對於預防惡醉有效的水果

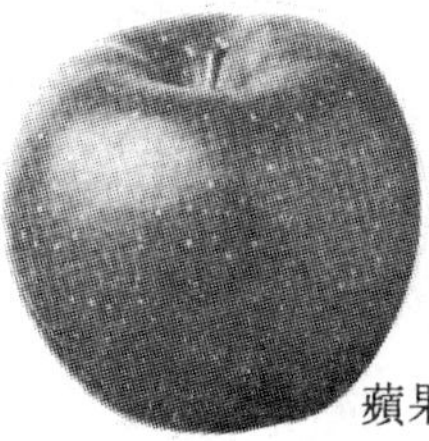

蘋果

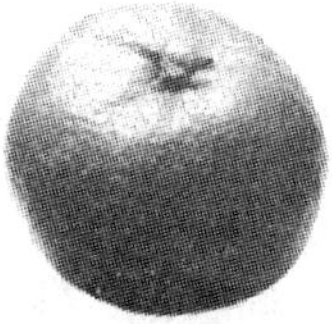

柑橘

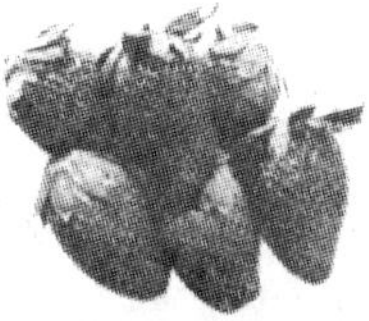

草莓

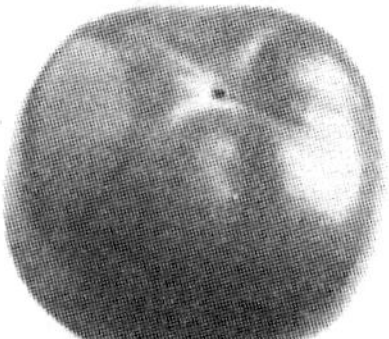

柿

會產生這種結果是之前說過柿子中含有鞣酸、維他命B_2、C及葡萄糖等，而含有同樣成分的食品還有草莓、柑橘、蘋果、檸檬等，僅就酒精的抑制而言，咖啡、紅茶、綠茶、牛乳及巧克力等也有效果，這些都是經由實驗確認的事實。

從先前的實驗各位可了解到，要得到這些食品的效果，重點就在於所吃的時機，最好是在喝酒之前吃，在飲酒途中吃也有效，飲酒後也有一些效果，但若拖得太久就沒有效果了。

雖然這個方法不能保護肝臟，但爲了使酒精迅速排出體外、預防宿醉及惡醉，這個方法倒不妨一試。

（豐田清修）

喜歡喝酒的人
應該養成「邊吃邊喝」的習慣

真正喜歡喝酒的人當中，有些人是只喝酒不吃東西，在裝滿冰涼酒的瓶子旁邊放一把鹽，一邊舔鹽、一邊喝酒，就是很好的例子。但是若考慮到肝臟的問題，其實這是很危險的喝法，既要體貼肝臟、又要品嚐美味的酒，最好的方法就是邊吃邊喝，一定要養成這種習慣。

邊吃邊喝理由有三點：

①可藉著吃東西來緩和酒精的吸收

空腹喝酒時，酒精的吸收十分迅速，會令血液中的酒精濃度急速升高，對肝臟造成很大的負擔，可藉著吃東西來加以預防。

②保護胃粘膜

空腹喝酒時，酒精的作用會損傷胃粘膜，但是食物進入胃中便能緩和這種刺激，特別是蛋白質及脂肪食物，可以覆蓋於胃粘膜、提供保護。

③補給營養

酒精只是熱量源，並不含有其他營養素，只喝酒當然會造成營養偏差，這時只有食用下酒菜來彌補；此外，分解酒精必需的營養素蛋白質及維他命類，也要加以補給。

以上三點是「邊吃邊喝」的最大效果，動物實驗結果也發現餵飼料後再讓動物喝酒，比起空腹喝酒，肝臟的受損較少。

而且一邊吃菜、一邊喝酒可以使喝酒速度放慢，使酒精的吸收緩和，能減輕身體的負擔，這也是不容忽視的重點之一。

（石井裕正）

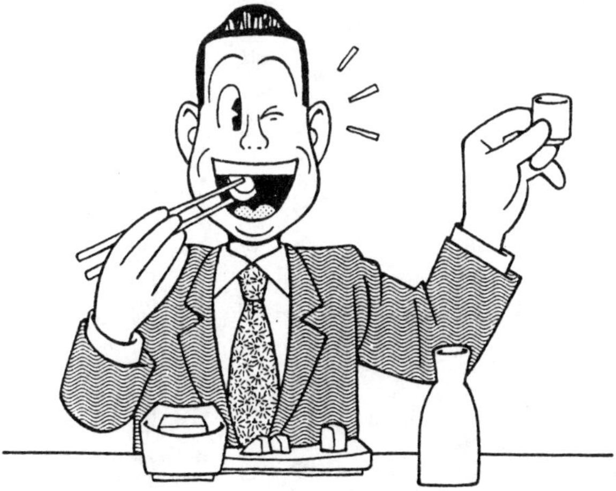

養成慢慢飲用適量酒的習慣

使酒成為百藥之長

有一陣子年輕人之間流行「一口氣乾杯」，在大衆酒場中，周圍的人說「乾杯、乾杯」時，便會將一大杯啤酒一飲而盡，這種方法對身體最不好。因爲急速、大量飲酒，會使血液中酒精濃度急速上升、造成中樞神經麻痺，可能會使呼吸停止、心臟麻痺而導致死亡。在大衆媒體經常報導，春天歡迎新鮮人的歡迎會或秋天學校校慶時，因大量飲酒而導致意外死亡的事故，就是很好的例子。

我們喝酒時，有二〇～三〇%的酒精被胃吸收、七〇～八〇%被小腸上部吸收，酒精的吸收相當迅速，喝了之後馬上會進入血液中。血液中的酒精有九〇%被肝臟分解，剩下的則由尿液或呼吸中排出，因此喝酒者的呼吸會帶有酒臭味，而要取締酒後駕車者時，也會用吹氣球來調查呼吸中的酒精含量。

運送至肝臟的酒精首先藉乙醇脫氫酵素之作用，變化爲乙醛這種毒性極強的物質，再藉著乙醛脫氫酵素作用分解爲醋酸，醋酸最後會在肌肉分解爲二氧化碳及水。

前面也曾提及國人的肝臟對酒精的分解能力，體重十kg、一小時約爲一g，例如體重六十kg的人喝了雙份威士忌一杯之後，酒精量約二十g，全部分解約需三小時。也就是說，酒精的吸收非常快速，但分解、處理的時間卻十分之長。

在先前所述的分解酒精必要的二種酵素中，乙醛脱氫酵素的功能，日本人較歐美人弱，所以酒精要順利分解爲乙醛、然後再將乙醛分解掉，需要花較長的時間。結果對身體有害的乙醛，大量停留在體內，所以，日本人比起外國人酒量較弱、容易惡醉及宿醉，理由就在於此。

酒精在體內分解、處理，需要花相當長的時間，但是國人分解乙醛的能力也很低。因此短時間大量飲酒，肝臟的處理能力無法趕上，就會導致血液中的酒精及乙醛量都急速增加。

酒因其喝法而成爲毒、成爲藥，如果要令酒成爲百藥之長，最好的飲用法是「適量飲酒，花時間慢慢的喝」。

九十八頁的表所示是依血液中酒精濃度不同，身體内産生的變化，「微醉期」是微醺之意，僅止於這個範圍内的飲酒對身體才有益。

●自己醉酒的診斷表

階段	血中濃度 (mg/mℓ)	狀態
無症狀期	0.3～0.5	幾乎沒有變化
微醉期	0.5～1.0	微醺的狀態。呼吸帶酒臭
輕醉期 （第1度酩酊）	1.0～1.5	出現醉酒的症狀。大聲吼叫、易怒
酩酊期 （第2度酩酊）	1.5～2.5	明顯地出現醉酒狀態。語無倫次，走路歪斜，打嗝，嘔吐
泥醉期 （第3度酩酊）	2.5～3.5	高度醉酒的狀態。行動遲緩，言語不清
昏醉期 （第4度酩酊）	3.5～4.5	極度醉酒的狀態。可能意識昏迷、熟睡，也有死亡的危險

●酒精飲料與血中濃度

酒精飲料的種類	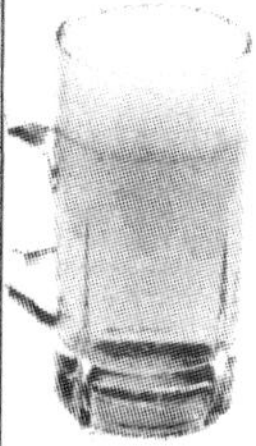 啤酒（中杯）			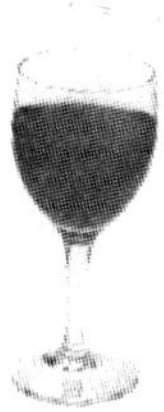 葡萄酒（1杯）			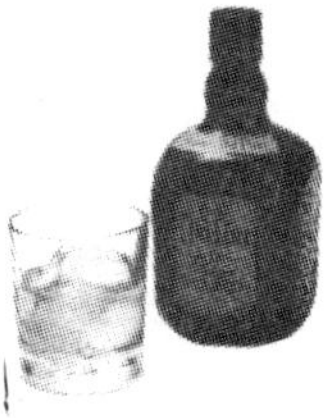 威士忌酒（單份）			
飲用杯（杯）	1	3	5	1	3	5	1	2	6	12
純酒精（g）	20	60	100	10	30	50	10	20	60	120
血中顛峰值（mg/mℓ）	0.3	1.2	2.0	0.15	0.5	1.0	0.2	0.4	1.2	1.4

威士忌（單份）2杯，相當於日本酒1壺、啤酒（大瓶）一瓶

上表則是依酒精飲料的種類及量不同，血液中酒精濃度的情況，提供給各位參考。

爲了肝臟著想，請適量飲酒。（野村喜重郎）

喝酒也要計算熱量才能防止肥胖及糖尿病

不僅要注意酒對肝臟的影響，爲了健康之故，對酒的熱量也不能不注意，因爲酒是屬於高熱量食品，爲肥胖的原兇。如左表所示，一大瓶啤酒的熱量爲二四七卡路里、一壺日本酒的熱量爲一九三卡路里，而一碗飯的熱量（一五〇g）爲二二〇卡路里，可見酒的熱量非常高。

一些喜歡喝酒的人會想「只喝酒、不吃飯就可以了嘛！」這是錯誤的想法。酒只是熱量源、完全不具有任何營養素，因此必須靠其他的食品來補充必要營養素。

此外，酒比其他的熱量源容易燃燒，所以原有的熱量源醣類及脂肪不會被使用，而會儲存在身體的脂肪組織內，這是肥胖及糖尿病的原因之一。爲了維持健康，基本上一定要由飲食中攝取必要的營養素，酒只是嗜好品，絶不可以代替食物。

（石井裕正）

●酒精性飲料的內容與熱量（大致標準）

酒的種類		量（mℓ）	酒精量（g）	醣　類（g）	脂　質（g）	蛋白質（g）	總熱量（kcal）
啤酒	大瓶	633	22	20	—	3.2	247
	小瓶	350	12	11	—	1.8	135
日本酒	1壺	180	23	7	—	0.9	193
威士忌	1瓶	720	230	—	—	—	1,612
	袖珍瓶	180	58	—	—	—	403
	雙份	60	19	—	—	—	134
	單份	30	10	—	—	—	67
葡萄酒	1杯	120	12	2.4	—	0.4	92
燒酒	1壺（甲類）	180	36	—	—	—	252

為防止惡醉，必須導守適量原則且不可喝混酒

喝種類不同的酒，也就是喝混酒，容易引起惡醉。第一個理由是飲酒場所移動之際，會造成身體的疲勞，酒的種類（濃度）的變化容易使得酒精的絕對量增加，尤其像威士忌或白蘭地等酒精濃度較高的酒加在一起時，會使血中的酒精濃度顯著上升，造成乙醛積存、形成惡醉。

其次，還有以下理由，例如喝了啤酒再喝日本酒，胃腸會有不同的反應，酒的酒精濃度不同，身體必須一一加以配合，產生變化反應；而且酒的種類不同、酒精以外的各種成分也各有不同，日本酒中所含有機物實際上達三〇〇種以上，如果一次喝幾種酒，身體必須一一對應酒精以外的成分，與喝同樣的酒相比，對身體造成更大的負擔。

酒精的絕對量與身體的負擔一起增加，容易招致惡醉，所以喝酒時原則上不要喝混酒，請大家一定要導守。

（岡部和彥）

跑多家酒館喝酒，容易喝混酒，
而對身體造成極大的負擔。

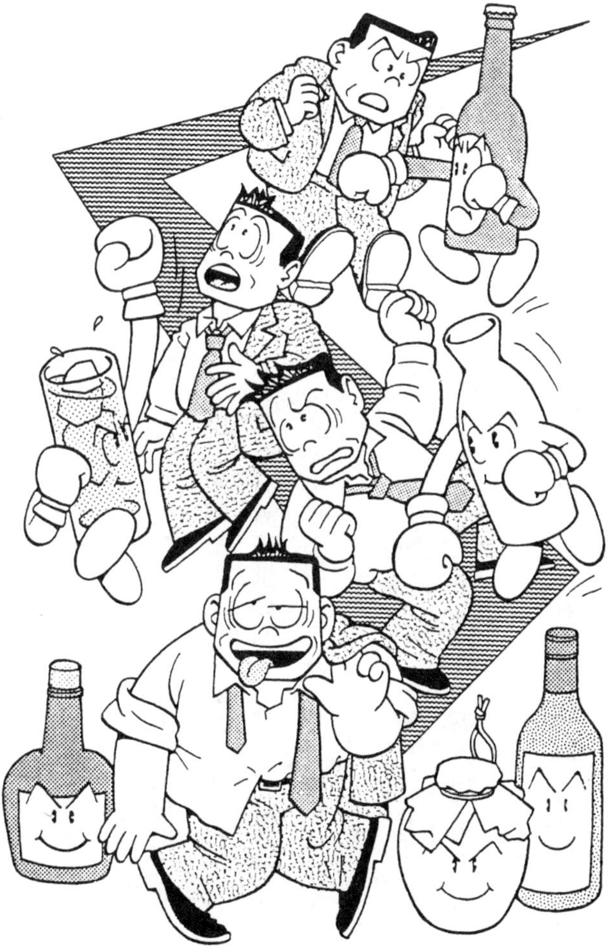

喝酒要在晚上九點前結束就能預防不快的宿醉

完全防止宿醉有以下的方法，其一是晚上睡覺前要讓血液中的酒精濃度完全去除之喝法，怎麼樣才能達到此喝法呢？就以日本酒爲例爲各位敘述一下。

前面曾提及體重六十kg的人一小時處理的酒精量爲六～十二g。假設喝了三壺日本酒，其中的酒精含量約六十五g，弱的人用十小時、强的人要五小時來分解所有的酒精，普通人大概花七～八小時來處理。

以此來計算，大約在晚上十點喝完三壺日本酒，隔天早上五～六點時酒精的處理便結束了，相反的同樣喝三壺日本酒，若在深夜二點、三點時喝，到了第二天上午酒精還沒有完全去除，無可避免地就會造成宿醉。

所以，減少飲酒量、並在較早的時刻結束飲酒，就是防止宿醉的飲酒法，具體說來就是在晚上九點、最遲到十點要離開酒桌。

（岡部和彥）

藥不要和酒一起服用
才不會對肝臟造成很大負擔

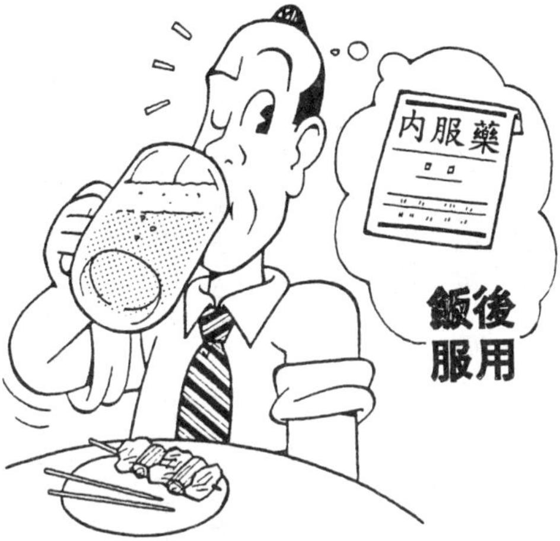

醫師所開的處方藥，在服用時一定要遵從醫師指示的飲酒法，如果藥和酒一併飲用，會使肝臟處理藥的速度顯著減慢。

服用安眠藥時，會使其作用強烈出現，有時會有陷入昏睡的危險；同樣的，糖尿病的降血糖藥及心臟病的抗凝固藥也是如此。

如果服用市售成藥，一定要閱讀說明書的使用注意事項，總之，外行人自行判斷是非常危險的事。

（石井裕正）

為了不對肝臟造成負擔，喝美味的酒要設定一週二天的「休肝日」原則

對身體最好的飲酒法是維持每次飲酒的適當量，而且要減少一週的飲酒次數。每天喝酒令肝臟習慣之後，便可迅速處理酒精，俗謂「很會喝酒」就是這種現象，不過反過來說，習慣飲酒之後，肝臟不斷拚命工作，會對肝臟造成負擔，當然對胰臟及胃也會造成負擔。

所以，我想強調的是不可過度相信自己「很會喝酒」，例如，因酒精而肝臟不好的人，他們的酒量的確很好，雖然看起來很會喝酒，但是對肝臟造成太大的負擔而不斷惡化。有連日飲酒習慣的人，一定要設定一週二天完全戒酒的日子，肝臟的恢復力旺盛，只要二天的時間便可使受損的細胞恢復生機。

所以，要給疲勞的肝臟一週二天的休假，讓它重新更新，養成休肝日習慣不會對肝臟造成無理的負擔，就能擁有適量、舒暢的飲酒之樂。

（野村喜重郎）

第4章

保護肝臟免於酒害的下酒菜選擇秘訣

指導（揭載順）

- 落合　敏
  千葉縣立衛生短期大學教授
- 野村喜重郎
  茅ケ崎市立病院部長
- 橋詰直孝
  東邦大學醫學部教授
- 安田和人
  帝京大學醫部教授
- 粕川照男
  明治大學教授

配合酒的種類選擇下酒菜才能保護肝臟

下酒菜可以補充酒所缺乏的營養分，防止因喝酒而產生的毛病，例如喝酒會對胃及肝臟造成負擔，而下酒菜的效用之一就是能減輕這些負擔。爲了身體著想、爲了保護肝臟免於酒害，一定要吃下酒菜。

如果下酒菜很難吃，當然會減少喝酒的樂趣，菜肴原本就是要引出酒的風味，所以下酒菜本身必須非常美味，最好能與酒發生相互作用、建立親密關係。吃了下酒菜而感覺酒難喝的人，通常都是忽略了酒和菜肴的相適性所致，因此在此爲各位介紹依酒的種類別而配合其味道、可保護肝臟的下酒菜。

【日本酒】　因爲日本酒較濃，所以要選擇較清爽的菜來配合。蛋白質食品如生魚片、甜鹹魚乾、豆腐或納豆，都能引出酒的風味，日本酒和鹹的食物非常相合，但是一定要減少鹽分的攝取量。貝類等的醋漬菜及蔬菜、海草等也很適合食用。

【啤酒】　啤酒比較清淡，因此配一些帶有油分或鹽分的食物較爲美味，例如乳

●依酒的種類之不同變換適合的下酒菜

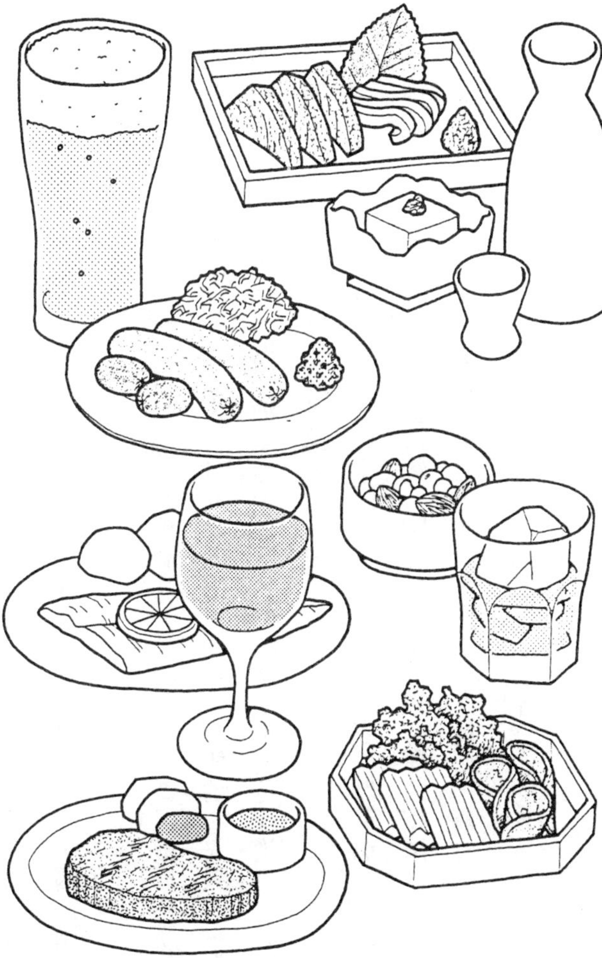

酪、火腿、堅果類、海鮮沙拉等。不過啤酒中所含的酒花（bop）作用可提高消化力，會因此而吃下太多的下酒菜；況且適合啤酒的下酒菜，即使吃少量也會得到較高熱量，較容易導致肥胖，這一點不容忽略。有時也會造成鹽分攝取過多，因此應注意別食用太多。

【威士忌、琴酒、白蘭地】　這些都是酒精濃度較高的烈酒，爲保護胃粘膜，應多攝取蛋白質及脂肪較多的食品，代表性食品是乳酪、葡萄乾、奶油、火腿等，在肉方面可選擇較不油膩的里肌肉，以奶油煎過後再吃，奶油蒸蛤也是可保護胃及肝臟的好下酒菜，而且意外的是這些酒與酸乳酪等製品也很相合。

【燒酒】　屬於烈酒，基本上與前項相同。在燒酒的產地鹿兒島等地，經常吃炸薯片及排骨當下酒菜，這些東西富含蛋白質及脂肪，確實是很合理的作法。

【葡萄酒】　肉配紅葡萄、魚配白葡萄酒，但是也不必太拘泥，只要按照個人喜好來選擇即可。魚、肉以外，牡蠣、生火腿、乳酪等也很適合。

食用下酒菜時，在健康上應特別注意以下三點：

①鹽分不可攝取過多

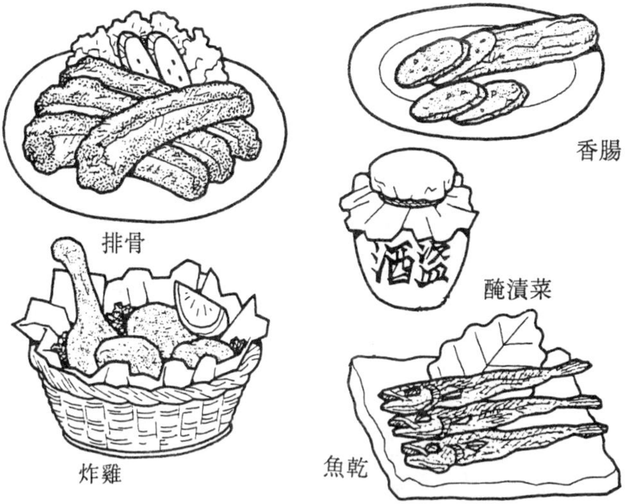

即使能與酒搭配，這些下酒菜也不可吃得太多

一般說來下酒菜通常較鹹，鹽分攝取過多會導致高血壓，所以應適量讓口味淡一些，而且不可吃太多。

②不要攝取過多動物性脂肪

肉類中脂肪較多的肉類，會增加血中膽固醇、促進動脈硬化，所以要捨棄脂肪部分，或利用燒烤或涮涮鍋去除多餘脂肪。

③勿食用過多油膩食物

油膩食物熱量較高，吃太多又加上酒精的熱量，最容易導致肥胖。

（落合　敏）

溫柔守護喝酒的胃及肝臟
《杏仁果烤里肌肉》

讀者中因喝酒過多而招致第二天宿醉之苦的人不少……。

宿醉是由於肝臟發出「這是超出我能力的量，要注意哦！」的警告所致。實際觀察宿醉者的胃內視鏡發現胃中發紅、粘膜糜爛，有時會出現出血現象。

國人的胃粘膜原本與歐美人相比就不強，因爲以穀物及蔬菜爲主的飲食習慣造成蛋白質攝取不足，所以國人的胃粘膜較弱。每天吃厚牛排、充分攝取蛋白質的歐美人，粘膜的形成情形截然不同。

不過在其他項目中已探討過，喝酒是由胃及小腸到達肝臟，然後分解，分解出乙醛物質、其次變成醋酸、最後成爲二氧化碳及水。在此過程中，最重要的是乙醇脫氫酵素，而維他命B_1能幫助這種酵素進行分解，這種酵素是由蛋白質所分解出來，在這一點上，國人無法產生像歐美人那麼多的酵素量。

由此可知，爲保護我們的胃及肝臟免於酒害，最重要的是充分攝取蛋白質。蛋白

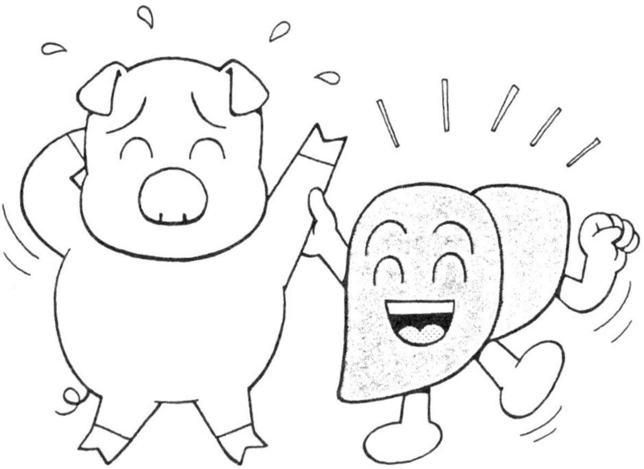

質能鞏固胃粘膜，同時修復因酒而受損的肝臟，也能製造出乙醇脫氫酵素，實在是非常重要的營養素。

含豐富蛋白質的食品首先是肉類，其中像豬肉的蛋白質屬於良質蛋白質，不僅如此，豬肉中還有豐富維他命B群。維他命B_1在分解酒精的階段會發揮作用，而維他命B_2與脂肪代謝有關、可防止脂肪肝。

常喝酒的人不只應注意日常飲食，在吃下酒菜時也可以巧妙的食用豬肉，經常補給良質蛋白質及維他命群。在意成人病的人，可以選擇脂肪較少的里肌肉來食用。

附帶爲各位介紹一道可當成下酒菜的豬肉料理，就是「杏仁果烤里肌肉」。

作法是準備豬肉中的里肌肉片，縱向劃幾

道刀口，再塞入碎杏仁果；將肉以線綁好後，撒上鹽、胡椒、麵粉。在煎鍋中燒熱植物油，放入肉煎成金黃色，然後倒入葡萄酒燜一下，燜好之後切成小塊，最後撒上芹菜屑及檸檬汁。

杏仁果除了含有蛋白質之外，還有豐富的植物油、維他命B_2、膽鹼、維他命E及礦物質，與脂肪較少的里肌肉搭配組合，是最適合飲酒者的一道菜。（野村喜重郎）

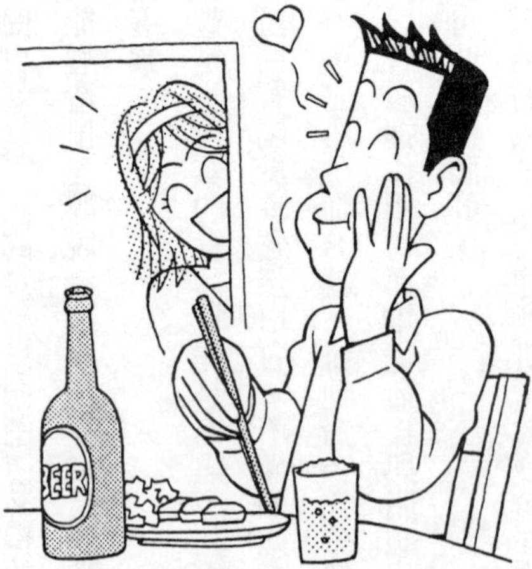

《烤雞肝》可去除酒害
富含保護肝臟的維他命

●烤雞肝是肝臟也喜歡的下酒菜

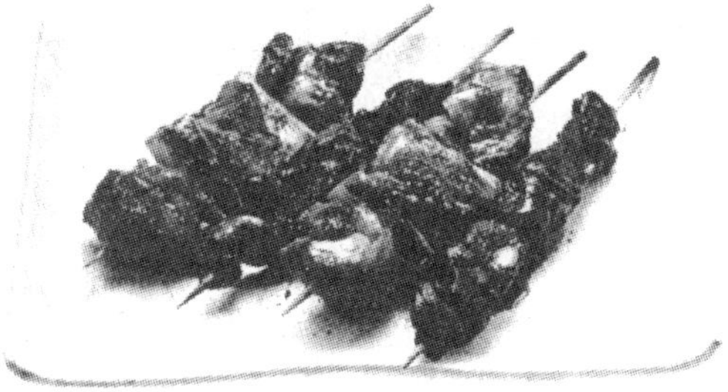

烤雞肝是我推薦的一道下酒菜。肝含有豐富的良質蛋白質，還有B_1、B_2、菸酸、B_6、B_{12}、葉酸、泛酸等維他命B群，同時含有豐富的維他命A。

肝是衆所皆知的强肝食，這些營養成分都對我們的肝臟有很大效益。

經過烤肉店聞到烤雞肝的香味，就忍不住鑽進去的人，也許是意外的正確選擇呢！

（橋詰直孝）

強化肝臟的適當下酒菜

《雞肉炒槓如果》

在肝病的預防和治療上，必須氨基酸之一蛋氨酸具有重要作用，前面已經提及過。事實上肝臟受損患者血液中的蛋氨酸濃度，測量時發現有顯著減少的現象，而肝臟的病變越強烈、減少的情形越嚴重，這樣的人應持續補給蛋氨酸，如此便能逐漸恢復肝功能。

此外，蛋氨酸可以將酒精未分解而成的脂肪物質運送至皮下脂肪組織，對避免脂肪肝而言是不可或缺的氨基酸。

爲補充蛋氨酸，建議各位食用雞肉當下酒菜，因爲雞肉中的蛋氨酸含量比豬肉、牛肉、羊肉更爲豐富。每一〇〇g中的含量，雞肉爲〇・六四g、牛肉〇・四三g、豬肉〇・三六g、羊肉爲〇・四二g，雞肉約爲牛肉的一・五倍，豬肉約一・八倍。

不過當肝功能衰退時，蛋氨酸與纈氨酸、白氨酸、異白氨酸、苯丙氨酸等體內必須氨基酸的量都會同時減少。

事實上，雞肉的氨基酸比牛肉、豬肉、羊肉更多，雞肉中還含有菸酸、維他命，也可以預防脂肪肝。

含有許多有效成分的雞肉，可以作炸雞或蒸雞等單品，但是若能和具有强力抗脂肪肝作用的肝碱食品搭配組合，將更能提升效果。膽碱是維他命B群的同類，用老鼠作實驗發現將低蛋白、低膽碱的水及酒精給予老鼠時，會造成脂肪肝；相反的，充分給予膽碱的脂肪肝老鼠，肝細胞可恢復正常。

這就表示肝細胞的脂肪藉膽碱之幫助而成爲磷脂質，被運送至肝臟外。膽碱在堅果類、毛豆、大豆中含量很多，可以和雞肉一起炒來當下酒菜吃。

例如，中國料理中有一道「雞肉炒檟如果」，就是很好的一道菜，作法並不難，可以嘗試做做看。

將雞肉去皮、切爲容易入口的大小，加上酒及醬油略醃；用炒菜鍋炒檟如果及煮過的白果（加入杏仁果、花生亦可），炒好後先盛入盤中，然後將雞肉放入炒鍋，炒熟後加入醬油、砂糖、米酒調味，在汁快要收乾時加入檟如果及白果，再放入切小段的紅辣椒略微拌炒即可。

（野村喜重郎）

《馬鈴薯燒肉》與《馬鈴薯煮墨魚》可防止惡醉及宿醉

馬鈴薯燒肉及馬鈴薯煮墨魚是非常營養的下酒菜，馬鈴薯含有維他命、菸酸及泛酸等豐富的維他命B群。

肝臟分解酒精需要包含維他命B_1在內的維他命B群之支援，前面已經談及過，在此再一次略微敘述一下肝臟與維他命B群的關係。

如果飲酒時肝臟缺乏維他命B群，會有何種情況發生呢？首先是酒精分解之後，對身體有害的乙醛物質無法完全分解掉，是宿醉及惡醉的原因，而這種情形一再持續下去時，肝臟細胞便會受損、引起肝臟問題。

且維他命B群具有改善脂肪肝效果，也就是不僅能促進酒精分解、還能預防脂肪肝，因此，維他命B群實在是非常重要的營養素。

喝酒時將含豐富維他命B群的食物當成下酒菜，是保護肝臟的重點，馬鈴薯是最適當下酒菜的理由就在於此。

●馬鈴薯燒肉是理想的下酒菜

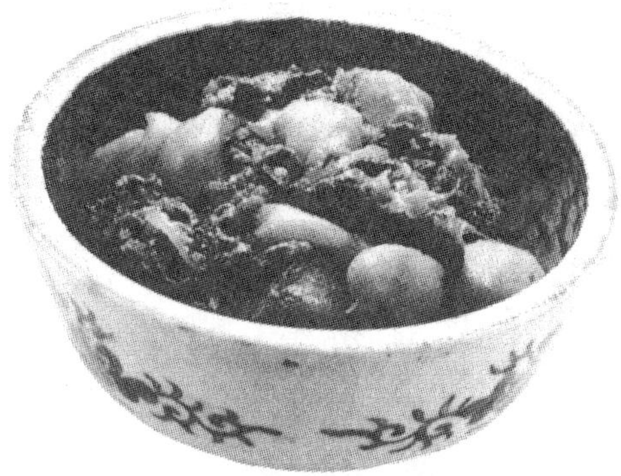

同時分解酒精時也需要醣類，馬鈴薯含豐富澱粉，澱粉容易消化、變換成糖，這一點也是馬鈴薯爲優良下酒菜的理由之一。

但馬鈴薯有一缺點，就是缺乏飲酒者所必須的蛋白質，所以和含豐富蛋白質的食品搭配組合，當然是最好的菜單。

馬鈴薯燒肉或馬鈴薯煮墨魚，都是非常符合理想的下酒菜。

（野村喜重郎）

建議喜歡喝酒的人食用可保護胃及肝臟免於酒害的《納豆》

納豆是大家所熟悉的早餐菜，但像鮪魚納豆、秋葵納豆及墨魚納豆等，也是受人歡迎的下酒菜。當然其理由是與酒搭配非常好，而且事實上能防止酒害，真是非常有益的食品。

酒精之害有很多項，首先是對胃的作用。如果直接喝威士忌等烈酒，哪怕只是一點點，也會使得覆蓋保護胃粘膜的粘液受破壞而流失，形成胃粘膜漏出狀態，如此一來，原本用來消化食物的胃酸，就會損害胃粘膜而引起出血。

如果熟睡一晚，第二天遭破壞的胃粘膜及粘液又會修補復元，但是若每天晚上大量飲酒，胃粘膜來不及修復，就會誘發胃炎或胃潰瘍。

這時可吃納豆來當下酒菜，藉其特有的粘液來保護胃粘膜。這種粘液，其實是一種粘蛋白物質，爲氨基酸的一種，是由多數相連的谷氨酸所構成的肽，以及果糖集合成的多醣類所組成，就如同網眼般具有立體構造，在肽的空隙間填塞具有水飴性質的多醣類而形成粘蛋白，拉扯時會拉成長線，呈粘粘的狀態。此粘蛋白會擴散到整個胃壁，即使胃的粘液不足，酒精及胃酸也不會損傷胃粘膜。

酒的第二害處就是對肝臟的影響。例如，空腹喝烈酒時，肝臟的大車輪分解酒精，但超過其能力的量無法分解掉，就會引起惡醉，再惡化時會傷害肝細胞而引發急性酒精性肝障礙。

爲避免此類問題，喝酒時一定不能空著肚子，一邊吃東西、一邊喝酒可緩和酒精吸收速度，而納豆在此方面也有幫助。

大家都知道納豆是蛋白質食品，其所含的粘蛋白能夠吸收酒精、保護胃壁，防止酒精直接被胃吸收。尤其粘蛋白可薄薄的伸展、擴張面積，吸收酒精很有效率，含有酒精的粘蛋白由胃送到腸加以分解，慢慢被腸吸收，保持此形態可減緩酒精吸收、減輕肝臟負擔，防止惡醉。

保護肝臟免於酒害的納豆成分，不只是蛋白質及粘蛋白而已。充分運轉、負責酒精分解處理的是肝臟，而使肝臟發揮此作用的是乙醇脫氫酵素，生產此酵素需要氨基酸，而能幫助此功能的是維他命B群。

先前曾說明過納豆中富含這些成分，因此納豆可使肝臟正常發揮作用，真的是很好的食品，也能夠防止酒害，相信各位已經了解納豆的食效了。

喜歡喝酒的人，爲了保護重要的肝臟，一定要將納豆這位支援者送入體內。介紹一下納豆與雞蛋或鵪鶉蛋搭配組合的月見納豆，藉著納豆與蛋的營養成分相乘作用，可使保護肝臟免於酒害的效果增加幾倍之多，是非常好的搭配。

或者是如開頭介紹的將磨碎納豆涼拌墨魚絲，或切碎納豆涼拌鮪魚等，都是能增加蛋白質及維他命B群的理想下酒菜。

（野村喜重郎）

●花點工夫簡單作成的納豆料理
可以當下酒菜，同時也具有護肝效果

墨魚納豆

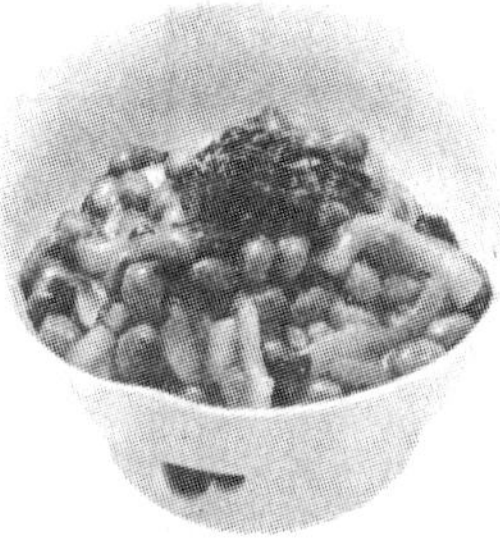

納豆炸豆腐包

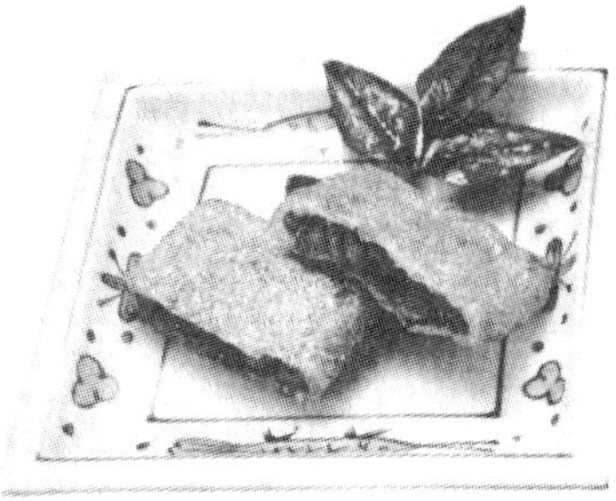

韮菜納豆

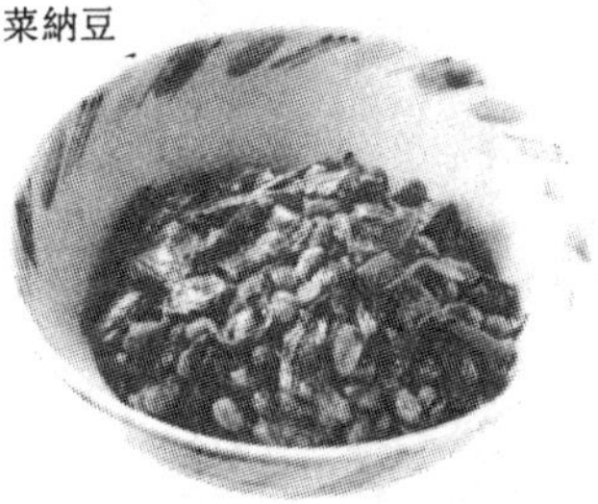

納豆青柴蘇包

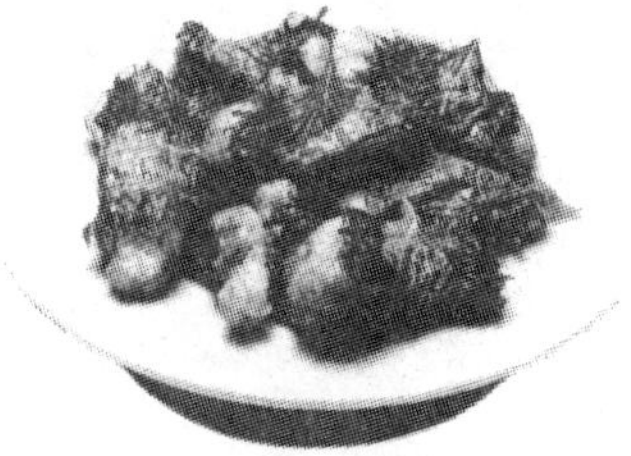

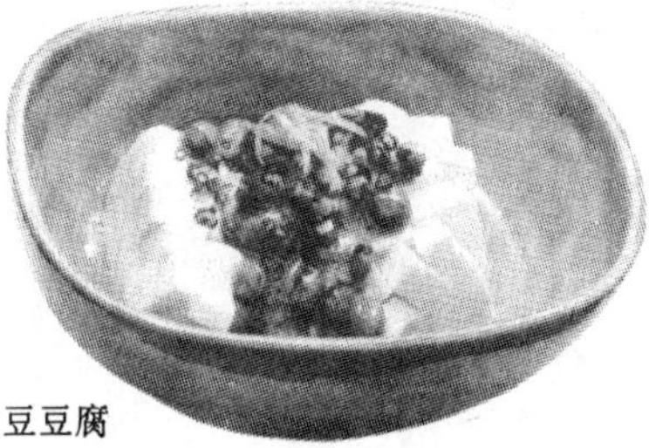

納豆豆腐

《毛豆》是最好的啤酒下酒菜
含豐富減少酒精危害的營養成分

一天工作結束，呼朋引伴一起去喝啤酒時，不可或缺的下酒菜是毛豆。鮮艷的綠色、一咬滿嘴的清爽香氣及甘甜，更能引出啤酒的風味，而毛豆與啤酒的搭配不僅美味，事實上也能防止酒害到最低限度。

毛豆中具有豐富膽碱成分，膽碱具有提高脂肪代謝之作用，可防止脂肪積存於肝臟。人體內可以製造一些膽碱，因此在普通飲食中並不缺乏，但是飲酒量過多的人，爲了預防脂肪肝，一定要充分補充膽碱。

毛豆也含有豐富維他命B群、C、E等及鈣、磷等礦物質及食物纖維。在維他命B群方面，B_1、B_2、B_6、菸酸、可使得醣類、氨基酸代謝順暢，可將之轉換爲熱量，當B群作用不足時易導致脂肪肝。

而且毛豆中還有許多在人體中無法製造的必須氨基酸，也是良質蛋白質食品。必須氨基酸之一、具強力抗脂肪作用的蛋氨酸，在毛豆中含量豐富。

●一把毛豆能夠保護飲酒者的肝臟

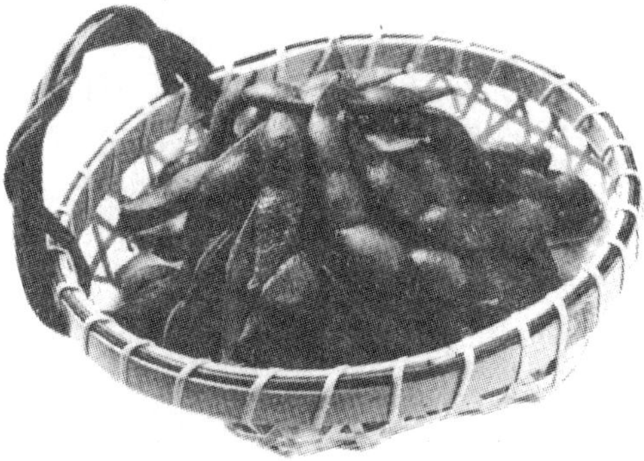

因此，選擇毛豆當下酒菜是飲酒者的智慧。以前的人說到毛豆就想到夏天的風物詩，而現在有冷凍製品上市了，有時反而在非毛豆生產時節，容易買到冷凍毛豆。

下酒菜來一盤毛豆，不但美味，而且又能保護肝臟呢！

（安田和人）

《花生或杏仁果等堅果類》是保護飲酒者之肝臟最的佳下酒菜

有的飲酒者一味地喝酒，甚少吃下酒菜，但這是引起脂肪肝的原因。

導致脂肪肝的原因之一，就是營養的偏差。尤其包括膽碱在內等的維他命B群（B_1、B_2、B_6、泛酸等）缺乏，會導致脂肪肝的發生。這些維他命是抗脂肪肝因子，能夠防止脂肪積存於肝臟。換言之，如果體內存在這些維他命，即使酒喝得多些，也不必擔心脂肪肝的問題。

膽碱除了包含於食物中以外，在體內也可以由蛋氨酸、絲氨酸等氨基酸合成。氨基酸是蛋白質分解的產物，因此，過著普通飲食生活的人，不必擔心缺乏膽碱的問題。爲避免重要的肝臟被脂肪占領，體內應該要具備很多的膽碱。

但是如前述所言，一味地喝酒，當然會導致膽碱的缺乏。再加上酒害導致膽碱缺乏的情形更爲嚴重，結果就容易引起酒精性脂肪肝。

那麼，哪些下酒菜富含膽碱呢？就是花生等堅果類、毛豆、大豆、肝臟與蛋等。

●各種風味的堅果類具有護肝的效果

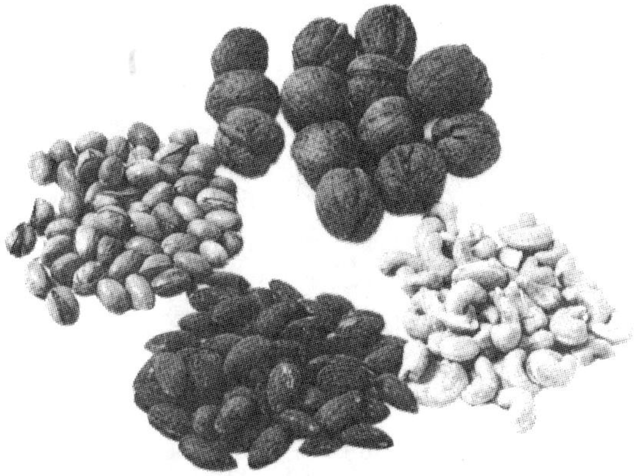

其中堅果類富含維他命　膽碱，種類豐富，能夠作成簡便的菜肴。因此，在喝酒之際，適合以花生、檟如果、杏仁果等數種堅果類當成下酒菜。

所幸花生等都是衆所周知的下酒菜，價格也不貴，故在外喝酒時，一定要點一道堅果類。

（落合　敏）

經常喝酒的人一定要吃《滑子蕈湯》或《涼拌滑子蕈》

在日常飲食生活中，經常使用的蕈類之一就是滑子蕈。其成分的九六%爲水分，此外，還含有少量具有維他命D效果的麥角甾醇。幾乎不具有蕈類特有的香氣和甘甜味，故往往被誤以爲是不是營養的食品。但是，滑子蕈卻含有能夠保護胃與肝臟的特效成分。

滑子蕈獨特的魅力，在於它那滑順的爽口感。相信很多人未品嚐過它的美味。在一些餐廳裡，滑子蕈湯、滑子蕈泥或滑子蕈雜燴等，經常是客人點用的料理。

事實上，其粘滑的成分，即是滑子蕈的特效成分。覆蓋在其表面的透明粘物稱爲粘蛋白，是由蛋白質與多糖類所構成的。用顯微鏡觀察時，會發現好像網眼一樣

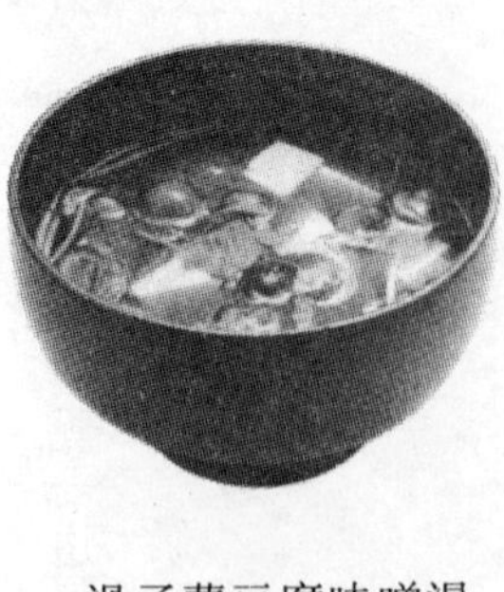

滑子蕈豆腐味噌湯

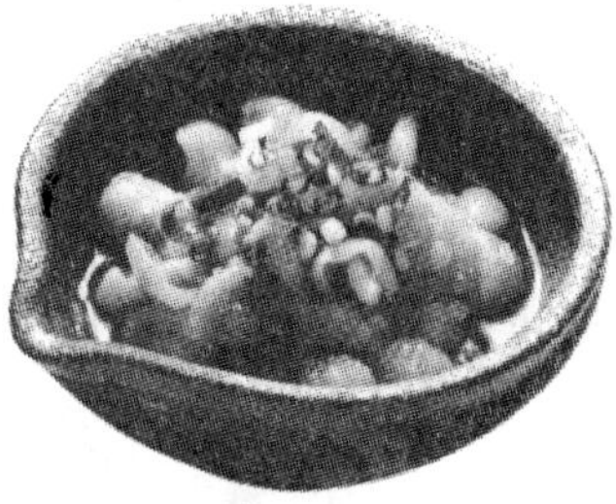

滑子蕈泥

具有立體構造的蛋白質的縫隙間，填塞著具有如水飴性質的多糖類。

這些物質吸收水分之後，會產生獨特的粘滑。吃了滑子蕈以後，這個粘蛋白會擴散於整個胃壁，覆蓋在胃的粘膜上。這時，即使進入强烈的酒精，也能夠被粘蛋白所吸收，不致使胃壁受損。

不僅如此，粘蛋白也具有促進蛋白質分解、提高蛋白質利用效率、促進消化吸收的重大作用。因此，與富含蛋白質的食品搭配組合來吃，就能使蛋白質在體內更有效地被吸收。一旦蛋白質代謝順暢地進行，就能夠毫不浪費地完全發揮效用，對肝臟而言，的確是一大福音。

豆腐與滑子蕈搭配所作成的滑子蕈湯、滑子蕈納豆，以及墨魚涼拌滑子蕈等，都是很理想的吃法。（落合　敏）

富含蛋白質的《醋漬菜》或《涼拌菜》能夠保護飲酒者的肝臟

喝酒前或在酒席上吃醋漬菜，能夠減輕醉意。因爲醋中所含的蘋果酸、琥珀酸、醋酸等有機酸，具有提高肝功能的作用。事實上，同時攝取酒與醋，不易造成酩酊大醉，這是來自美國的研究報告。

此外，與醋漬菜同樣地具有提高肝功能的下酒菜，那就是涼拌菜。經常使用於涼拌菜中的芝麻、花生、核桃等，富含防止脂肪肝的不飽和脂肪酸。

在小酒館中充斥著醋漬菜、涼拌菜，的確是有其道理存在的。在家庭中晚酌時，也要添上一兩道這種菜，藉此減輕肝臟的負擔。

考慮到肝臟的營養均衡問題，涼拌菜或醋漬菜的材料，最好選用動物性蛋白質食品與蔬菜搭配組合。

在此順便爲各位介紹數種適合作涼拌菜的代表性材料組合。

首先是蔥或慈蔥與青柳涼拌醋味噌。貝類含有礦物質，同時也是屬於良質蛋白質食品。青柳也可以和小黃瓜一起用醋涼拌蛋黃。蛋黃含有膽鹼，能夠防止脂肪沈著於肝臟。

使用蘿蔔泥的涼拌菜，適合搭配五花肉、雞肉或竹筴魚乾。

要涼拌花生時，可以使用干貝與墨魚。此外，香菇、菠菜、豌豆片等也可以搭配組合。

菠菜含有草酸，過剩攝取會損害肝功能，同時形成尿路結石，但如果涼拌的話就不用擔心這個問題。草酸也是一種澀液，只要倒掉燙青菜的汁，就不成問題了。

涼拌豆腐渣可以和魚、蔬菜一起組合。用醋醃過的竹筴魚、沙丁魚可以和

●減輕酒精對肝臟造成負擔的醋漬菜與涼拌菜

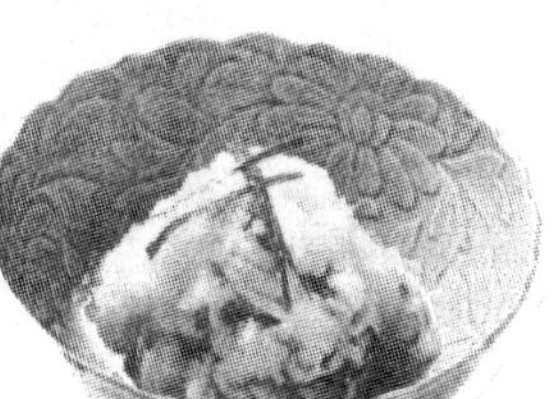
涼拌牡蠣

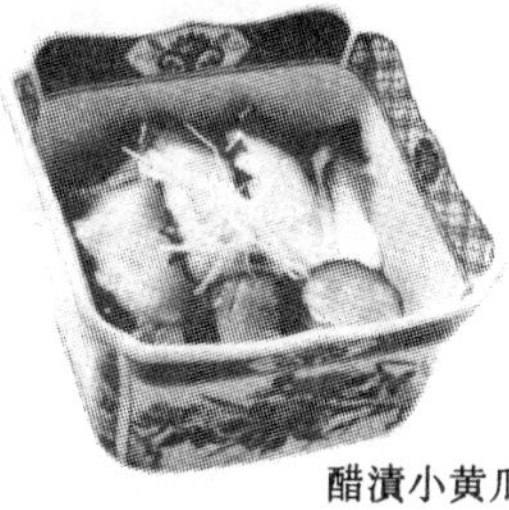
醋漬小黃瓜章魚

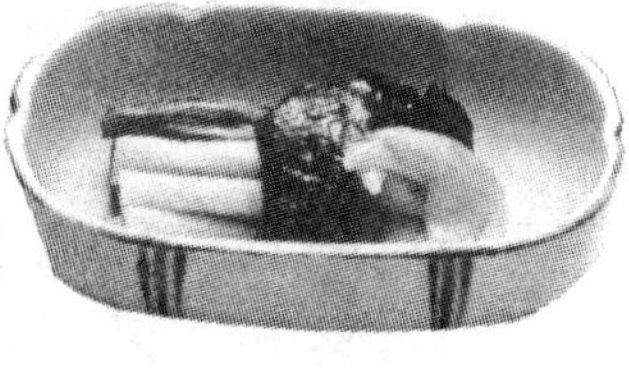
慈蔥青柳
涼拌醋味噌

胡蘿蔔、竹筍、蓮藕搭配組合。

不僅是菜碼，其他部分也可以使用動物性蛋白質食品。例如，使用蛋黃作蛋黃醋涼拌菜，或者是毛豆涼拌金槍魚，菊花和蘿蔔、魚卵涼拌，還有鱈魚子等也可以作爲涼拌菜使用。依組合方式的不同，能夠充分攝取到蛋白質。不過，鹽分太多的涼拌菜對健康不好，要注意。

醋漬菜中的蛋白質食品包括竹筴魚、牡蠣等，尤其牡蠣富含糖原、氨基酸，能夠提昇肝功能，具有預防酒害的作用。此外，生食能夠減少維他命的損失，而具有殺菌作用的醋，更能夠引出其風味。

醋漬菜或涼拌菜，可以選用應時的素材，巧妙組合，求取變化，積極地擺在餐桌上。

（粕川照男）

第5章

體貼肝臟的日常生活秘訣

指導（揭載順）

• 兼高達貳
東京遞信病院部長

• 安田和人
帝京大學醫學部教授

• 野村喜重郎
茅ケ崎市立病院部長

• 甲田光雄
甲田病院院長

以菜為主的吃八分飽的飲食能夠防止營養過剩所引起的脂肪肝

在此介紹一個震撼資料給嗜酒人士。亦即持續一週每天喝五壺（九〇〇ml）的日本酒，在第八天時的確會罹患脂肪肝。換言之，每天大量地喝酒，在短期間內罹患脂肪肝的可能性極高。要防止脂肪肝，是否只要控制酒攝取量即可呢？

事實上，脂肪肝的發症，除了酒之外，尚有其他重大的要因。在探討之前，我先簡單地介紹脂肪肝。

健康的肝臟就好像大家所熟悉的畜肉肝臟一般地紅色透明、具有光澤，脂肪只占二～四％。但是由於某種原因，肝臟中的脂肪增加，比率超過十～十二％時，肝臟的組織就會產生變化。用顯微鏡觀察時，會發現無數的脂肪滴（脂肪塊）。

擁有大脂肪滴的肝細胞達到肝臟半數以上時的狀態，就是脂肪肝。因此，肝臟就會像先前所述，由滋潤的豬肝色變成如鮪魚肥肉般的濁色。

脂肪在肝臟增加的原因，包括攝取過量的酒，或是缺乏氧，荷爾蒙障礙，營養不足，藥物中毒等。事實上，最多的情形是吃得過多造成的營養過剩。

脂肪肝的場合，只要去除原因，就能夠輕易消除。例如若是酒所引起的，那麼只要戒酒，就能夠去除脂肪，使肝臟復原。如果置之不理，就會造成慢性脂肪肝，降低肝臟的功能，甚至有轉移爲肝硬化的危險性。因爲吃得過多而引起的脂肪肝，不會成爲肝硬化，但卻是引起動脈硬化、膽結石等其他疾病的因素，故不可等閒視之。

因爲吃得過多而引起的脂肪肝，以四十～五十幾歲的工作旺盛年齡層的中年男性較容易罹患。身材矮胖、血色良好、看似健康的人，較容易出現脂肪肝的情形。不過，並沒有特殊的症狀，只不過是體力不足，容易疲倦而已。這些人往往不會發現自己是由於營養過剩而罹患脂肪肝。

那麼，爲什麼飲食過剩會引起脂肪肝呢？原因與長年的飲食習慣有關。一般而言，飲食習慣受到成長的家庭影響，通常在二十歲之前，就已經形成了習慣。而這個飲食習慣的一大要素就是食量。到了中年以後，不再需要這麼多的食量了。

亦即人類隨著年齡的增長，不像年輕時那般地需要龐大的熱量。儘管如此，胃袋並未縮小，以往的習慣並沒有改變，依然吃得很多。即使原本打算吃八分飽，但是結果還是吃了超過消耗熱量的量。如此一來，多餘的熱量就成爲脂肪而積存在皮下或肝臟。

積存在肝臟的脂肪，要如何去除呢?脂肪會積存於肝臟的理由，就在於攝取脂肪較多的食品。事實上，最大的犯人就是砂糖、飯、麵包、麵類等的醣類食品。這些食品中所含的醣類在肝臟代謝成脂肪。

因此，平常有吃得過多的傾向時，就要減少這些醣類食品的攝取量。附帶一提，一餐分的飯量只要一小碗就夠了。

要減少醣類食品，同時，爲了處理積存在肝臟的脂肪，就要攝取富含必須氨基酸的良質蛋白質。前面也曾經提及，蛋白質是強化肝臟最重要的營養素。根據厚生省國民營養審議會的計算，體重六十kg的男性，一日需要七四·四g的蛋白質，但是爲了治療脂肪肝，強化肝臟，當然需要更多的量。

像前面所介紹的蛋白質的量，可當成一個目標。其中有五成動物性蛋白質，這是比較理想的。

爲了體貼我們的肝臟，要儘量減少酒量。當然，遵守酒的適量原則很重要，不過，進了四十歲後，飲食要轉換爲以高蛋白質、低脂肪的菜爲主的飲食，養成吃八分飽的習慣，這才是防止脂肪肝、強化肝臟的最佳方法。

（兼高達貳）

●吃得太多可能會引起脂肪肝

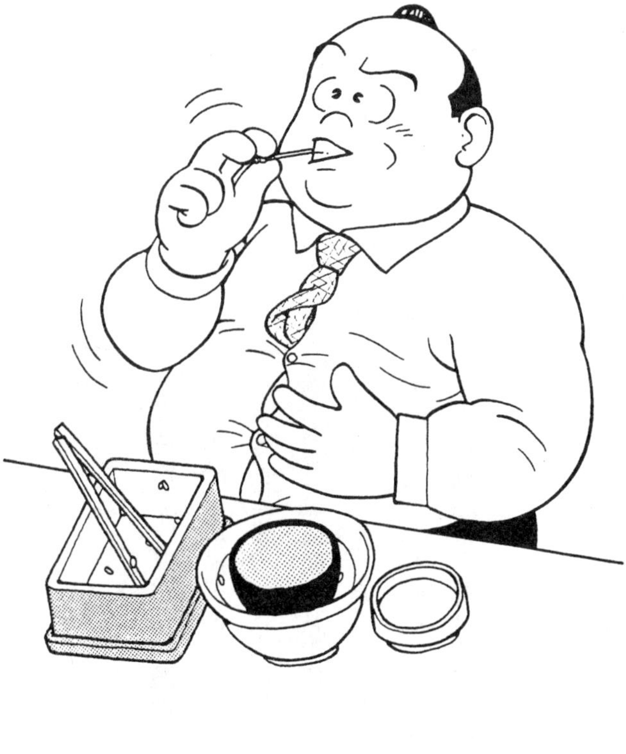

強化肝臟的秘訣在於同時攝取二種以上的蛋白質食品

強化肝臟的重點，在於攝取高蛋白質。肝臟是再生能力極高的臟器，可以利用從食物中攝取的蛋白質當成材料，不斷地製造出人類肝臟所需要的蛋白質來。

但是攝自食物的蛋白質，由腸吸收時會分解爲氨基酸，在肝臟重新組合成白蛋白等的蛋白質。爲什麼要進行這項作業呢？因爲不論是魚或肉，其中所含的蛋白質是由特有的氨基酸組合而成的，因此魚或肉的蛋白質不可能直接成爲人體的蛋白質。

人體的組織中所含的蛋白質，最多的就是白蛋白，肝細胞中所含的蛋白質，大半也是屬於這種白蛋白。但是一旦罹患肝硬化時，肝臟的蛋白質合成機能減退，體內的白蛋白減少，因此必須要補給白蛋白。

那麼要如何做才好呢？

肝臟的白蛋白合成需要各種氨基酸。但是，有一些氨基酸無法在體內合成，這八種無法在體內合成的氨基酸，即是所謂的必須氨基酸，必須從食物的蛋白質中攝取。

而均衡地包含這八種必須氨基酸的食品，當然是最理想的食品。

那麼，到底哪些蛋白質食品均衡地包含這八種必須氨基酸呢?有可以加以測量的氨基酸價。所謂的氨基酸價，就是以幼兒所需的氨基酸量爲基準，將理想的蛋白質當成一〇〇，再與食品的氨基酸組成加以比較的方法。氨基酸價爲一〇〇或接近一〇〇者，就是良質蛋白質。

附帶一提，氨基酸價一〇〇的食品是牛奶、蛋、肉類。

在魚類當中，則是竹筴魚等。例如大豆及其他的魚類都不及一〇〇，因此，與歐美人相比，魚和豆類攝取量比肉類更多的國人，很難補給到理想的必須氨基酸、換言之，國人的白蛋白合成力較差。

在此建議一些吃法，就是將魚與肉、肉與大豆等兩種以上的蛋白質食品組合來吃。因爲一種食品中所含的蛋白質的氨基酸價較低，但是以補充缺乏的氨基酸的形態而吃二種以上的蛋白質食品，就能夠大大地提昇氨基酸價。對肝臟沒有自信的人，要經常求取營養均衡，富於變化的飲食，努力强化肝臟。

（安田和人）

保護肝臟的秘訣就是
遠離食品添加物較多的加工食品

在都市型的生活形態不斷地擴展之際，我們的飲食生活也產生了很大的變化。許多的加工食品上市，十分的便利，而且流行。

但很多人一味地追求便利，而忽略了其弊端。這些加工食品都含有防腐劑、氧化防止劑、漂白劑、人工著色料、發色劑、著香劑、調味劑、乳化劑等食品添加物，即使每天只是攝入微量的添加物，不過日積月累會產生禍害。根據報告顯示，一年內每位國人平均添加物的總攝取量達到十五kg。

這些添加物在體內由肝臟分解，亦即進行解毒。但是如果肝臟衰弱，解毒作用當然也會下降。即使是健康的肝臟，也不能因爲進行解毒作用而造成多餘的負擔。因此，爲了體貼、強化肝臟，儘量選用安全的食品。

然而，實際問題是，以目前的現狀而言，不可能完全擺脱添加物，唯一能做到的，就是儘量選擇添加物較少的食品。即使是衛生署許可的添加物，也可能有問題，宜慎重選擇食品。

所幸，從一九九一年開始，原則上食品所使用的添加物，不論是合成或天然的，都有義務要標示物質名稱。

藉此規定，我們就能夠清楚地知道到底食品中使用了哪些添加物。

尤其要注意的是保存料山梨酸鉀及對羥苯甲酸鈉、著色料紅一○六號或黃四號等；甘味料方面，則是糖精鈉；發色劑方面，則是亞硝酸鹽；品質保持劑則是PG；氧化防止劑則是磷酸鹽等。請參照次頁表。

（野村喜重郎）

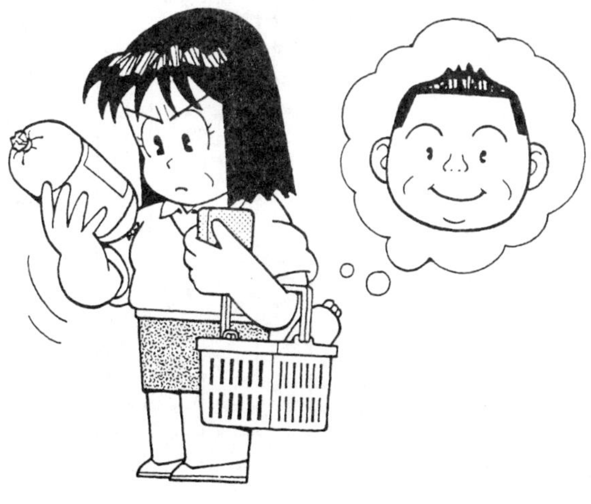

●儘量要避免的食品添加物

食品		食品添加物
麵包	點心麵包	保存料（山梨酸鉀）
中華麵	杯麵	磷酸鹽
	生麵	PG＝丙二醇
		磷酸鹽
香腸		保存料（山梨酸鉀）
		發色劑（亞硝酸鹽）
		著色料（紅一〇六號）等
		磷酸鹽
魚板等煉製品		保存料（山梨酸鉀）
		聚合磷酸鹽
		著色料（紅二號）等

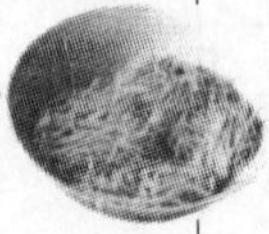

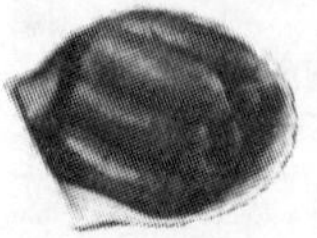

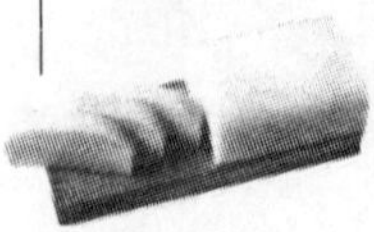

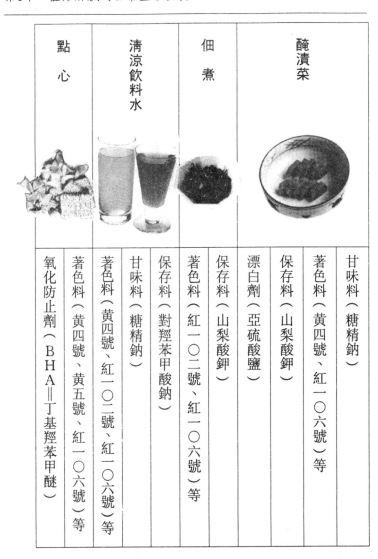

醃漬菜	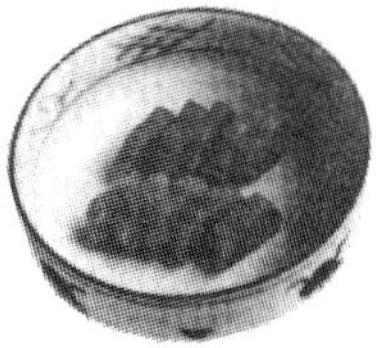	甘味料（糖精鈉） 著色料（黃四號、紅一〇六號）等 保存料（山梨酸鉀） 漂白劑（亞硫酸鹽）
佃煮		保存料（山梨酸鉀） 著色料（紅一〇二號、紅一〇六號）等
清涼飲料水		保存料（對羥苯甲酸鈉） 甘味料（糖精鈉） 著色料（黃四號、紅一〇二號、紅一〇六號）等
點心	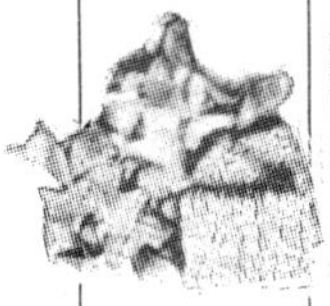	著色料（黃四號、黃五號、紅一〇六號）等 氧化防止劑（BHA＝丁基羥苯甲醚）

根據「不會罹患癌症的飲食」（主婦之友社發行）

藥物的濫用對肝臟而言也是毒

不必要的藥物最好不要服用

一點小感冒就吃藥，頭痛就吃藥，你是否會輕易地倚賴藥物呢？有這種傾向的人，需要注意肝臟的健康問題。大家也知道，藥是在肝臟進行分解、解毒的。因此，動輒吃藥，對肝臟會造成多餘的負擔，持續下去就會損害肝臟。事實上，的確存在藥劑性肝障礙這種疾病。

藥物傷肝的原因有二。一是藥物的力量過强，直接傷肝。另外一點是藥物造成身體的過敏反應，會二次性地傷肝。考慮到此，就可以了解到，幾乎所有的藥物或多或少都有傷害肝臟的可能性。

比較容易引起肝臟毛病的藥物，就是抗生物質、鎮痛劑、糖尿病的治療藥等。而其中最需要注意的就是抗生物質。因爲抗生物質是能夠殺死體內細菌的强力藥物。細菌和人類同樣的都是生物，能夠殺死一種生物的强力藥物，對於同樣是生物的人類而言，當然也會造成傷害。因此，服用抗生物質時，務必要小心謹慎。

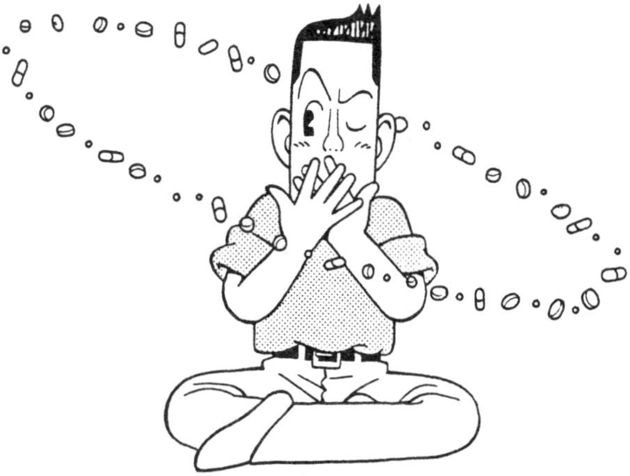

爲了防止因藥物而引起的肝障礙，儘量不要濫用藥物。換言之，除了醫生指示的藥物以外，儘量不要服用其他的藥物。

尤其是因爲慢性肝炎、急性肝炎等導致肝臟惡化的人，除了肝臟的藥物以外，儘量不要服用其他的藥物。

一旦肝臟惡化，機能減退時，則濫用藥物會對肝臟造成更大的負擔。若是非服藥物不可，那麼要遵守適量的原則，不要長期服用。

藥物只有在必要時服用，才能夠展現最佳效果，過度服用，反而會損害肝臟，請各位務必牢記這一點。

（野村喜重郎）

每天稍微赤裸一下
能夠預防並改善肝病

一日數次裸露一下的「裸療法」，對於肝病的改善與預防能夠發揮極大的效果。裸露，或許會令你大吃一驚，不過，這是經由醫學證明的合理健康法，也是著名的西式健康法中的皮膚鍛鍊法的一種。

事實上，在我的醫院也讓患者進行這種「裸療法」。包括肝病在內，甚至對心臟病與癌症等難症，都是有改善的效果。這個「裸療法」，並非要你從早到晚過著赤身裸體的生活，因此，没有危險，非常的簡便，任何人都能夠簡單地進行。在一些裸體健康法之中，我特別建議這種方法。先爲各位探討一下「裸療法」的效用。

「裸療法」的第一效用，就是促進皮膚呼吸旺盛。平常我們穿著衣服，因此皮膚呼吸無法充分地進行。當皮膚呼吸不完全時，體內的一氧化碳增加，結果就容易致癌，同時，也容易引起動脈硬化、高血壓、腦中風及心肌梗塞、狹心症等疾病。

脱光衣服，裸露身體，使皮膚呼吸旺盛，結果，就能夠使一氧化碳排出體外，能夠發揮預防及改善這些疾病的效果。

「裸療法」的第二效用，就是促進血液循環。稍後會爲各位詳述「裸療法」，以反覆脫衣、穿衣的方式來進行，藉此使體溫產生變化，就能夠使得血管反覆地收縮與擴張，促進血液循環。事實上，對於改善肝病而言，能夠發揮很大的效果。因爲血液循環不良，乃是引起肝病的原因之一。

血液循環不好的人，末梢靜脈有污血停滯的傾向。例如小腿浮現粗大靜脈的人，是因爲靜脈中滯留污血的典型例。

這個污濁的血液會損害肝功能。因此，肝功能不良的人，要使停滯的血液儘快地回到心臟，在肺部進行氣體交換，以淨化血液。而藉著「裸療法」促進血液循環，就能夠有效的改善肝病。

其次爲各位介紹「裸療法」的作法。首先在室內脫光衣服，或只穿一件內褲，全身裸露在空氣中，過了一定的時間之後，再披上毛毯或罩衫，然後再脫光衣服，接著又穿上衣服，保持溫暖，赤裸—著衣—赤裸—著衣—赤裸—著衣……交互地進行。赤裸的時間與著衣保溫的時間，請參考表A。但是在氣溫較低的地方長時間裸露，反而有損健康，故要正確遵守表上所指示的時間。

表 A●裸療法的全部過程

	赤裸的時間	穿衣保溫的時間
第1次	20秒	60秒（1分）
第2次	30秒	60秒（1分）
第3次	40秒	60秒（1分）
第4次	50秒	60秒（1分）
第5次	60秒（1分）	90秒（1分30秒）
第6次	70秒（1分10秒）	90秒（1分30秒）
第7次	80秒（1分20秒）	90秒（1分30秒）
第8次	90秒（1分30秒）	120秒（2分）
第9次	100秒（1分40秒）	120秒（2分）
第10次	110秒（1分50秒）	120秒（2分）
第11次	120秒（2分）	穿好衣服後休息片刻

進行從第1次到第11次爲止的全部過程。但是初學者不必立刻完成全部的過程，如表 B 所示，花6天的時間讓身體逐漸習慣。第7天以後再進入全部的過程亦可。總之，1天進行2～3次。此外，有異位皮膚炎時，1日進行5～6次，症狀會明顯地好轉。

表B●初學者實行裸療法的方法

第1次	從表A第1次開始進行到第6次爲止（從20秒開始到70秒結束）
第2次	從表A第1次開始進行到第7次爲止（從20秒開始到80秒結束）
第3次	從表A第1次開始進行到第8次爲止（從20秒開始到90秒結束）
第4次	從表A第1次開始進行到第9次爲止（從20秒開始到100秒結束）
第5次	從表A第1次開始進行到第10次爲止（從20秒開始到110秒結束）
第6次以後	從表A第1次開始進行到第11次爲止（從20秒開始到120秒結束）

最初進行「裸療法」時，如表B所示，在六天的時間，讓身體慢慢地適應。初學者從表A的二十秒到一二〇秒（二分）爲止，全部的過程都要進行一次。如果感冒，就要注意了。進行的次數，最好一日爲二～三次。

持續進行「裸療法」，能夠提昇皮膚的抵抗力，不易感冒，且能夠改善四肢冰冷症。一定要養成每天進行的習慣，藉此能夠創造健康。

（甲田光雄）

飯後靜躺半個小時
能使疲勞的肝臟復原

「吃過飯以後立刻躺下來，好像牛一樣。」孩提時代，經常被父母這麼教訓。但是，這種看起來不良的習慣，事實上，能夠保護肝臟的健康。

肝臟有「沉默的臟器」之稱，就算受了一些傷害，也不會出現自覺症狀。就算有自覺症狀，也只是食慾不振，倦怠等，擁有與其他疾病共通的症狀。過著不規律的生活時，有的臟器會出現疼痛等自覺症狀，但是，肝臟仍然保持沉默地繼續工作。因此，要維持肝臟的健康，反而很困難。另外，出現肝病時，並沒有特效藥。一旦肝臟不好，只能經由靜養與補給營養等傳統的方法進行療養。所以，肝病的治療，需要在數週到數個月的期間進行長期的療養生活。

由此可知，爲了免於肝病的發生，平常就要體貼肝臟。事實上，這是理所當然的事。其中有效的手段之一，就是飯後靜躺一下。

爲何飯後躺下來休息對肝臟很好呢？一言以蔽之，因爲肝臟是需要大量血液的臟器。肝臟的內部遍佈著微血管，微血管從通過其中的血液中吸收營養素，合成身體所需要的物質，故具有重大的作用。這些血液幾乎都是通過門脈的血管而進入肝臟。亦即我們攝入體內的食物，由小腸吸收的營養素要通過門脈而送達肝臟。

不過，這個門脈是靜脈，比動脈的血壓更低。這麼低的血壓，要將大量的血液送到肝臟，則必須將重大的影響維持在最低的限度，而當身體保持水平，也就是躺下來休息時，最具效果。

附帶一提，流入肝臟的血液量，在坐下來時會增加爲站立時的二倍，躺下來時增加爲四倍。

尤其在用餐以後，胃腸的消化作用需要利用到血液，因此使得肝臟的血液減少，而藉由躺下來休息，就能夠彌補這缺少的部分。

儘量在飯後半個小時內，躺下來休息。這時，可以進行腹式呼吸，變動腹部的內壓，使靜脈的血液循環順暢，也是有效的方法。

在工作場所或辦公室裡午休時，最好在沙發躺下來休息片刻。另外，也可以利用二張椅子作成簡單的床。人坐在椅子上，雙腳蹺在前面的椅子上（避免使用帶有滑輪的椅子）。如此一來，流往肝臟的血液就會比站立時增加了許多。

●坐在椅子上進行的肝臟休養法

二張椅子相對隔開一定的距離放置，蹺腳，就能使流向肝臟的血液增加，但要避免帶有滑輪的椅子

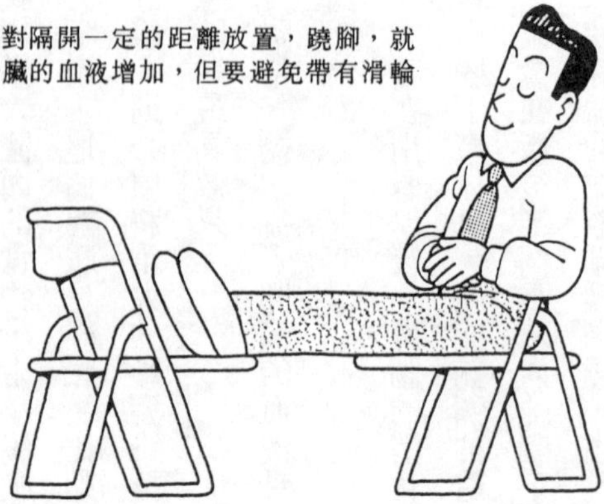

如果實在難以辦到，那麼坐在椅子上休息片刻也可以。反之，如果站著，則肝臟的血液循環量會減少，而在運動或活動時，應該進入肝臟的血液就會被犧牲掉，血液會流到其他的臟器。

容易被忽略的肝臟，必須予以善待，在飯後躺下來休息半個小時，藉此就能夠强化肝臟，免於疾病了。（野村喜重郎）

第6章

以穴道刺激或體操等消除肝臟失調的秘訣

指導（揭載順）

- 永井秋夫
  國際鍼灸專門學校講師
- 坂本元一
  姿勢保健均整專門學校教授
- 角田　章
  關東鍼灸專門學校講師
- 竹之内三志
  鍼灸東洋院副院長
- 高橋永壽
  草壽堂院長
- 青柳修道
  青柳鍼灸院院長
- 松原英多
  エビス診療所所長
- 岡田達男
  岡田鍼灸院院長
- 刑部忠和
  刑部鍼灸治療院院長
- 安藤一男
  日本能力開發研究所所長

藉著足的穴道膽道點
能夠在初期掌握肝臟的異常

肝臟有「沉默的臟器」之稱，是不易出現症狀的臟器。不過，東方醫學中的穴道，有助於早期發現其異常。

與肝臟關係密切的穴道有數處，其中足的膽道點，最容易掌握肝臟的異常。膝直立，從膝蓋頭五～六㎝下方的外側有突出的骨「腓骨小頭」，由這兒開始，二～三根手指寬的下方，亦即在肌肉與肌肉之間存在膽道點。按壓膽道點會有疼痛感的話，則最好去接受肝臟的檢查。即使沒有肝病，也是肝臟衰弱的訊息。

儘管檢查結果沒有異常，但只要膽道點疼痛，就必須要進行穴道療法。穴道療法並不是什麼誇張的方法，乃是自己能夠進行的指壓，藉此刺激這個膽道點。用力按壓，使刺激達到穴道深處，可以藉著疼痛的感覺來加以掌握。透過這個穴道療法，能夠使失去元氣的肝臟復甦，去除疲勞。

（永井秋夫）

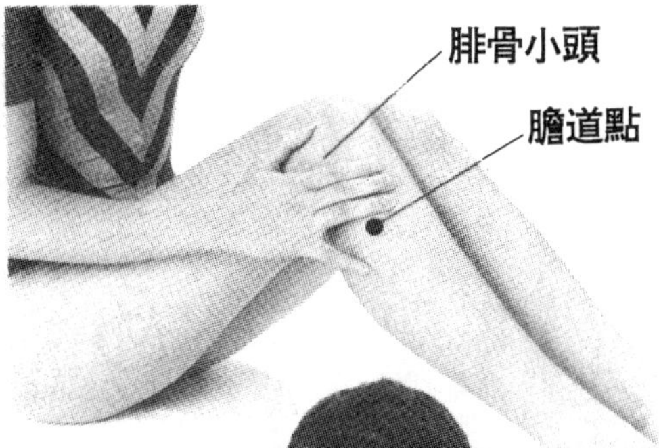

膝直立時，從膝蓋頭往下稍向外側突出的骨。從這兒開始，距離二～三根手指寬之處爲膽道點。因人而異，多少有點差距。如果肝臟沒有異常，則按在其周圍也不會感覺疼痛。

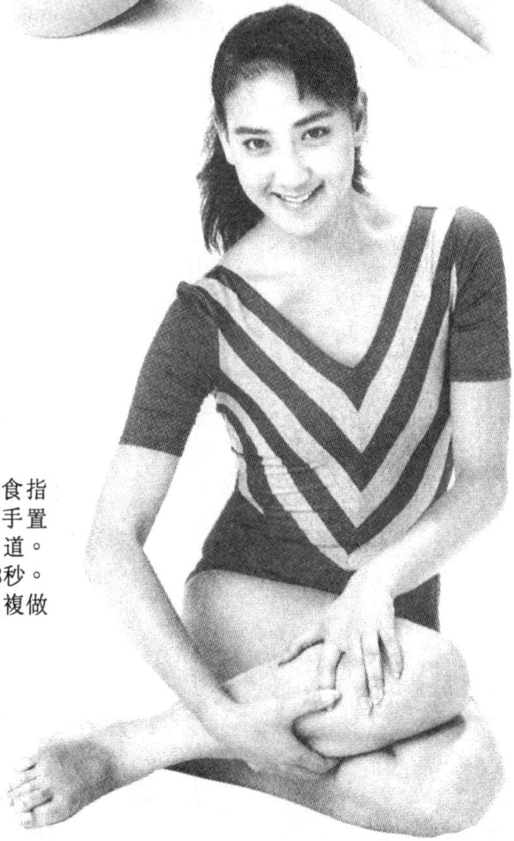

足彎成く字形，左手食指抵住膽道點穴道，右手置於其上，用力按壓穴道。一邊吐氣，一邊按壓3秒。呼吸1次之後再壓。重複做5次。

在意肝臟衰弱的人
請進行轉動手腕的運動

最初，雙臂向前伸，只有兩邊的手腕朝內側彎曲。如果手腕能夠彎曲成直角，就表示你是健康的狀態。若只能夠彎曲四十五～六十度，則一定要檢查一下自己的健康狀態。

不論左右手腕，都受到在手腕根部的第七頸椎的支配。尤其右手手腕與肝臟，左手手腕與心臟有密切的關連，因此，內臟的失調會表現在手腕上，而手腕的失調也會表現在內臟上。

如果右手手腕僵硬、不易彎曲，就表示肝功能不良。一旦功能減退，則負責調節血液循環的肝臟就無法發揮作用，而血壓也無法上升。

右手手腕與肝臟的關連是，一旦右手手腕的僵硬感去除，也能夠去除肝臟失調的現象。因此，爲了提昇肝功能，可以放鬆僵硬的手腕，這是任何人都能做到且具效果的方法。不停地轉動手腕，這時，秘訣是要輕輕地按壓陽池這個手腕的穴道，然後再慢慢地右轉左轉即可。不必決定次數，單手進行二～三分鐘即可。轉動手腕，能夠將刺激傳達到第七頸椎，提昇肝臟的功能。同時，集中於手腕的穴道也會受到刺激，能夠促進全身體調順暢。

（坂本元一）

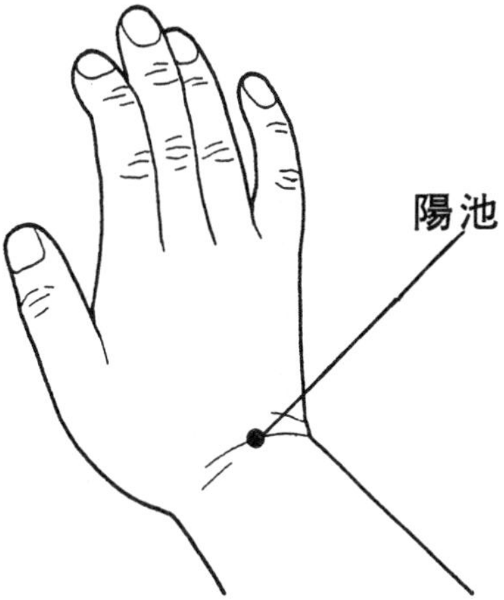

手腕儘量朝外側彎曲，這時形成的皺紋正中央的陷凹處就是陽池。

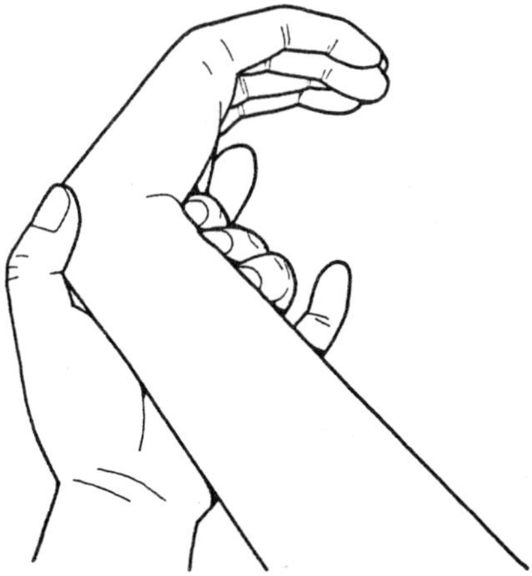

用左手輕輕按壓陽池穴，慢慢地轉動手腕。不但要往右繞，同時也要往左繞。

平常按壓右脇腹能夠改善肝臟的疲勞

全身倦怠，食慾不振、吃油膩的食物時不易消化……，在忙碌的現代生活當中，很多人都有這種經驗。事實上，這些症狀都是肝障礙的警告信號。也許有很多人認爲這是比較含混不清的警告信號，這也是無可厚非的，因爲甚至連醫生，也不易對肝病做出正確的診斷。因爲即使肝臟功能喪失達九〇%，剩下的一〇%也會全力地發揮作用，因此是耐力十足的臟器，在初期的階段，很難做出明確的診斷。這就是肝臟有「沉默的臟器」之稱的由來。

對於耐力如此强大的肝臟，最好平日就要檢查它的健康狀態。雖說是檢查，但是方法十分的簡單，同時也兼具强化肝臟的效果。當飲酒過度或身體倦怠時，請自然地做出這個動作來。

首先仰躺，打直雙膝，腹部不要用力。在心窩的右側，彎曲右手拇指以外的四指，一邊吐氣，一邊在手指上加諸壓力。指頭好像鑽入肋骨下方似地按壓（請參照

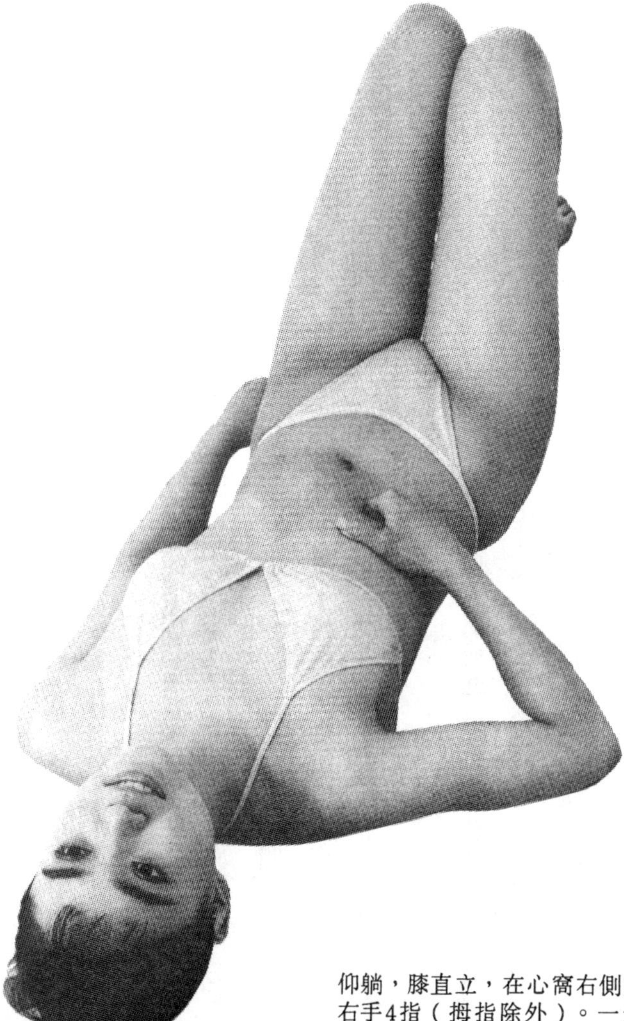

仰躺，膝直立，在心窩右側放置右手4指（拇指除外）。一邊吐氣，一邊好像指尖插入肋骨下方似地進行指壓。

一五九頁圖片)。

如果這時没有出現鈍痛感,則表示肝臟没有問題。若是感覺不適或痛苦,則表示肝臟衰弱,或可能肝炎症狀了。

如果對此檢查法仍然不安,那麼還可以壓迫心窩,利用相同的動作來提高肝功能。

與指壓的要領相同,但是加諸壓力的部位必須正確。在右肋骨的下方,有對肝臟發揮特效的期門穴。只要瞄準這個目標進行按壓即可。從右乳頭算起的正下方拉一條線,線和肋骨的最下方之骨的一端交接處(肋骨緣),就是期門。

期門在腹部是左右對稱的穴道,這時,只需利用肝臟側,亦即只利用右側的期門即可。肝臟在右側期門的下方,用力靜靜地按壓此穴道十~二十秒鐘,然後放鬆力量十秒鐘,再進行同樣的指壓,反覆進行十次。

與檢查法同樣的,四指好像鑽入肋骨下似地進行指壓,這才是提升效果的重點。每天早晚進行,就能改善症狀,强化肝臟。除了指壓之外,灸治也能奏效。這時要在穴道上點燃三束如米粒般的艾草。灸治不必每天進行,想到時再進行即可。

(角田　章)

從乳頭往拉下一條垂直線，在肋骨最下端的線（稱爲肋骨弓）交接處是期門穴。

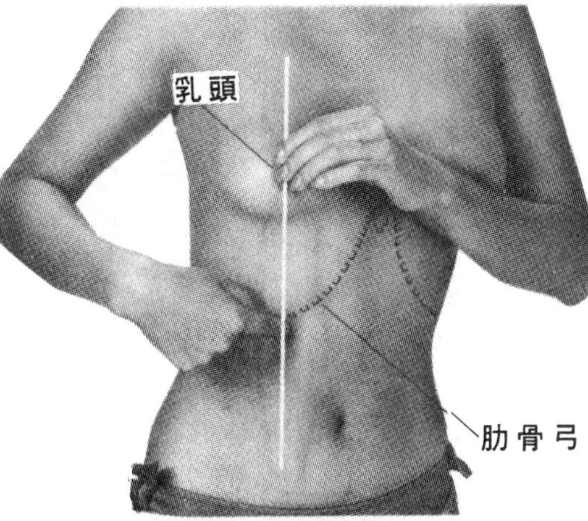

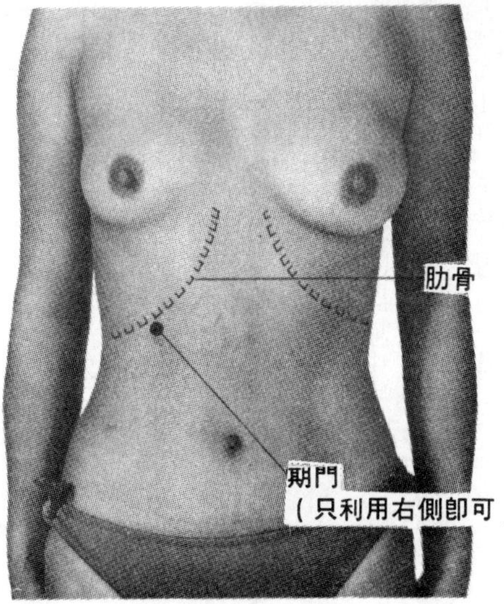

由於肝臟在右側，因此在左右對稱的期門當中，只要刺激右側的期門即可。

過度喝酒、服藥造成肝臟疲勞時藉著集中刺激背部的三點穴道而恢復元氣

過度飲酒或因爲體調不佳而依賴藥物，或是有美食傾向的人，平常一定要特別體貼肝臟。否則，對肝臟造成過度的負擔時，會在不知不覺中導致慢性疲勞。肝臟疲勞時，要儘量地在日常生活中進行一些簡便的疲勞消除法。也就是刺激背部的肝俞、膽俞、脾俞三個穴道。這些穴道包含在從肩胛骨的下緣到腰線的區域中。

也就是從背部中心左右各二～四cm處縱向排列的穴道。每個穴道都與肝功能有密切的關連。其中肝俞堪稱是控制包括肝臟在內所有消化器官的司令塔。

事實上，觀察慢性肝炎或飲酒量較多者的背部，能夠看到反映肝臟的狀態，肝俞附近好像排列魚板似的，有隆起的現象。尤其肝臟嚴重疲勞時，肝臟所在的右側會極端地腫脹。觸摸時感覺發硬，發燙；或相反的，會發冷。用手指按壓時，會產生疼痛感。如果能夠去除這種酸痛感，就能夠去除肝臟的疲勞。

最好的方法，就是進行按壓、摩擦等的刺激法。借用家人之手，從肝俞到脾俞附

近給予按摩。刺激的次數或力量並沒有嚴格的規定，首要條件就是要感覺舒服，逐漸地就能消除酸痛，使肝臟恢復元氣。

（竹之内三志）

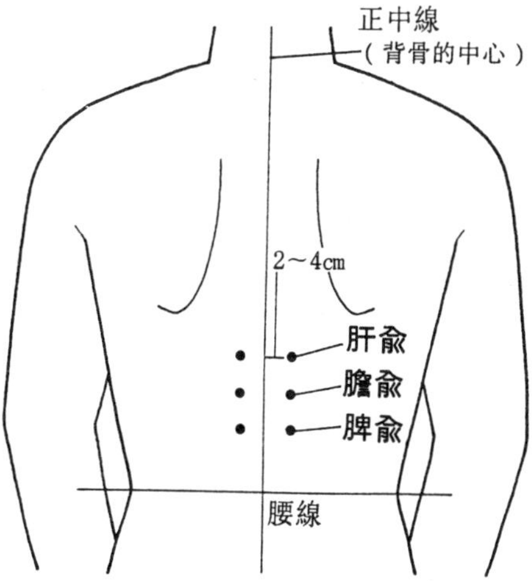

從肩胛骨下緣到腰線的區域，縱向排列肝俞、膽俞、脾俞穴。從背骨的中心起左右各有2～4cm 寬度的部分。肝臟疲憊時，只要按壓，就會出現酸痛或壓痛感。

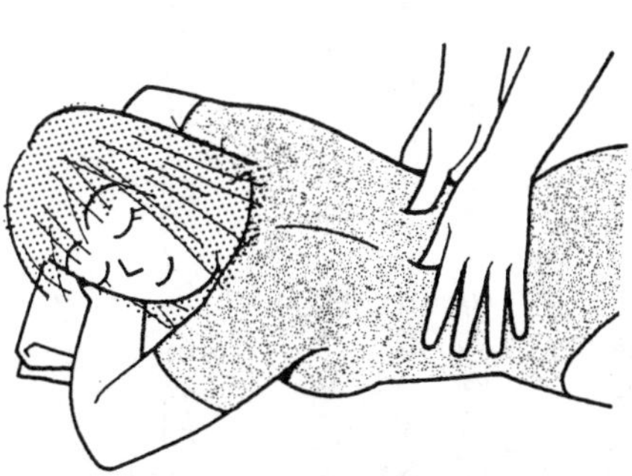

秘訣是按壓的人要將體重置於雙手拇指加諸壓力，從肝俞到脾俞，手指小幅度地移動，按壓。此外，也可以按摩整個區域。

刺激足的橫綱穴道太衝
能夠輕鬆地擊退肝臟衰弱

肝病的原因，包括病毒感染與飲酒等。同時，最近因爲「壓力」造成的肝病，也備受專家們的矚目。

東方醫學認爲現代人肝臟受損，是理所當然的事情。因爲東方醫學認爲，肝臟是掌管人類所具有之感情當中「忿怒」的臟器。因爲壓力導致的不良影響，會明顯地出現在肝臟。最重要的是，肝臟掌管血液循環與肌肉的功能。慢性肌肉疲勞使肝臟衰弱，理由就在於此。相反的，肝臟衰弱時，體力減退，會增加疲勞感。

而要強化現代人之肝臟的方法，就是穴道療法。病毒性肝炎，當然要接受專門的治療，如果是因爲壓力或疲勞的原因引起的初期肝病，則藉由刺激穴道，就能夠充分地改善。

這個穴道刺激所使用的橫綱格的穴道，就是在足背的太衝。要找太衝，首先要找出在足的拇趾與第二趾之間的陷凹處，在摸到骨的時候，於其前方按壓時感覺疼痛的部位，就是太衝。用一邊的拇指按壓這個穴道，數五下，再放手，反覆進行十次。配合前面所介紹的期門以及肝俞、膽俞、脾俞的穴道刺激一併進行，能使效果加倍。

（永井秋夫）

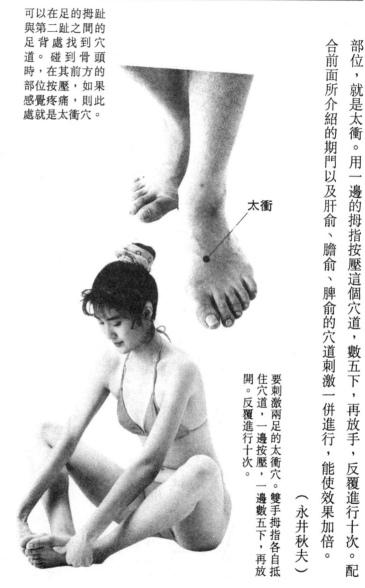

可以在足的拇趾與第二趾之間的足背處找到穴道。碰到骨頭時，在其前方的部位按壓，如果感覺疼痛，則此處就是太衝穴。

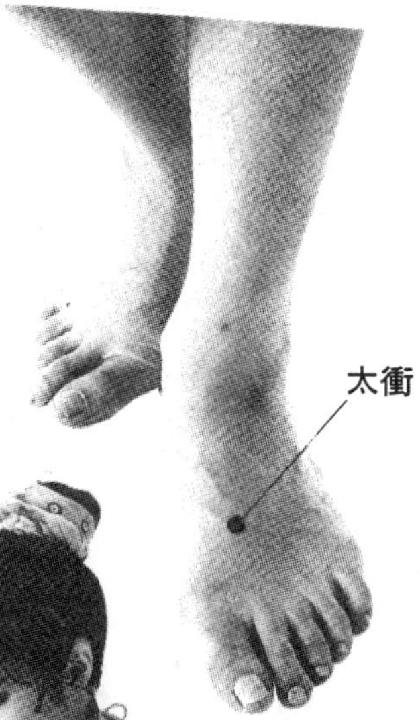

要刺激兩足的太衝穴。雙手拇指各自抵住穴道，一邊按壓，一邊數五下，再放開。反覆進行十次。

利用牙刷摩擦足的內側能夠去除慢性化肝病！

最近，工作力旺盛的中年男性罹患慢性肝病的比率提升了。這是因爲飲酒過度、攝取有害的食品添加物、壓力、偏食等因素而對肝臟造成極大的負擔所致。

原本肝臟是個十分壯碩的臟器，一旦出現障礙就表示負擔無比的沈重了。爲避免肝臟繼續地惡化，首先就要切斷對肝臟造成負擔的惡因。同時要進行如下的穴道刺激。

這兒所使用的穴道，乃是足的地機、中都、漏谷、蠡溝四處。這些穴道全都是在膝內側中心與內踝連結線的正中央（圖片A點）下方，呈鋸齒狀集中。因此，與其一一地指壓穴道，還不如用手掌或牙刷摩擦刺激這四個穴道，如此反而較具效果。

只要從A點往下十cm的範圍內、左右約三cm見方處進行摩擦即可。依由下往上摩擦的要領，摩擦到皮膚發熱爲止。等到難耐這種熱度時，就可以休息，然後再摩擦，反覆進行三～四分鐘，雙腳都要進行。一日進行二次比較理想。（高橋永壽）

在膝內側中央與內踝連結線的中點（A點）的骨緣爲地機穴。距離地機二cm的右斜下方爲中都。距地機約四cm正下方爲漏谷。距中都約四cm正下方有蠡溝穴。

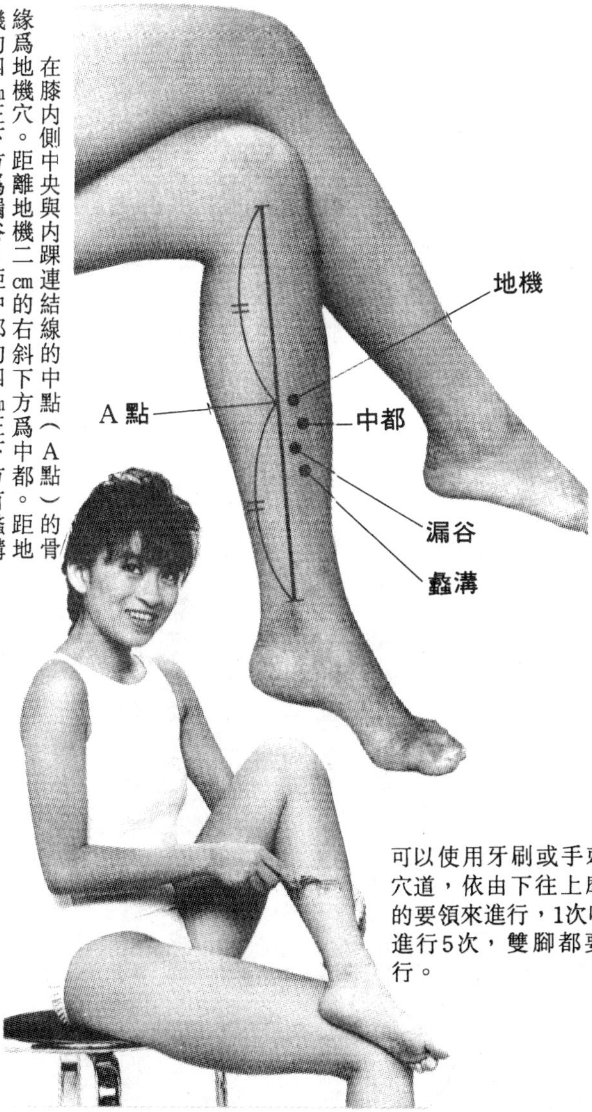

可以使用牙刷或手刺激穴道，依由下往上摩擦的要領來進行，1次呼吸進行5次，雙腳都要進行。

赴宴之前對腹部、背部進行快感刺激就能夠消除對肝臟的不安

歲末年初，經常暴飲暴食，損害肝臟或胃腸。經常赴宴或平日就喜歡喝酒而擔心肝臟不好的人，可嘗試如下的方法。這即是進行之後會感覺舒服的快感刺激法。此刺激法首先以肚臍爲主，使周圍溫暖。爲了達到溫暖的效果。可以使用用後即丟的懷爐或吹風機。

總之，一定要使肚臍周邊充分溫暖，藉此促進位於腹部的內臟之血液循環，提高肝臟及胃腸的功能。其次，從心窩處沿著肋骨下端用手指摩擦。進行這個方法，就能夠提升肝臟與胃腸的功能。因人而異，有的人藉此就能夠去除宿醉。

其次，進行溫暖背部的療法。在肝臟與胃內側，從肩胛骨的下端到達皮帶高度之間，可以利用暖爐或溫風暖氣機等充分溫熱，同時，指壓背部兩側更具效果。前面也提及，在此有肝俞、膽俞、脾俞及胃俞等，對於肝臟、胃腸等消化器官系統的疾病有效的穴道。

那麼，使身體溫熱又爲何有利於肝臟及胃功能呢？

這是因爲藉著溫熱、能夠促進血液循環，使肌肉放鬆。繼而進行指壓，就能夠使刺激滲透到穴道，提升效果。在溫熱後進行指壓，會感覺渾身舒暢，身心得到放鬆。

肝病對策，就是在出現症狀之前就要予以處置。赴宴之前，可以進行前述的快感刺激。但是也不能因爲實行這個療法就暴飲暴食，務必要注意。

（永井秋夫）

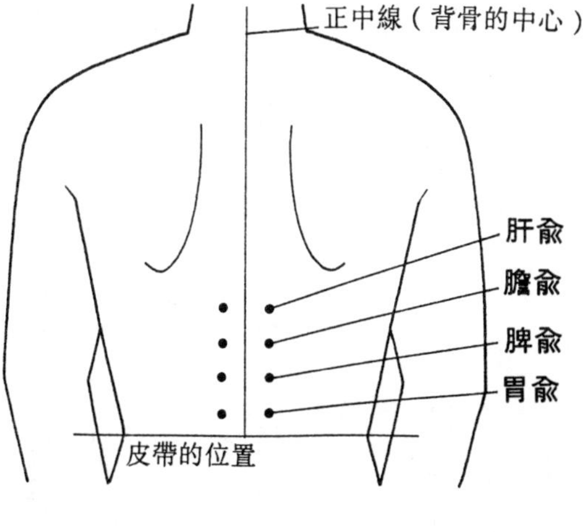

在背部，沿著肝俞、膽俞、脾俞、胃俞所在的背部區指壓，是重點所在。

躺下來利用背部滾動圓筒能夠使衰弱的肝臟復原

下班之後小酌一杯，對上班族而言，的確是消除壓力和疲勞的方法。但是光是依賴酒，對肝臟會有不良的影響。在此，爲各位介紹能夠消除疲勞及壓力，並能恢復肝功能的簡便方法。這是能夠躺下來輕鬆進行的體操。

①首先準備竹筒或塑膠管，用薄毛巾捲起來。

②仰躺，將道具插入背部的下方，腳底踩地，將圓筒從肩胛骨到腰際爲止慢慢地轉動。

③讓圓筒在腰際附近，過一陣子再移開。

早晚各進行一次。如果找不到圓筒，也可以用比較硬的枕頭墊在右邊肩胛骨的下方來進行刺激。這時是背部往後仰的狀態，所以最好背部距離地面三十cm左右。冬天可以用用後即丟的懷爐抵住右邊肩胛骨的下方（在襯衫的內側縫個口袋更爲方便），併用一整天使背部溫暖的方法，更具效果。

（青柳修道）

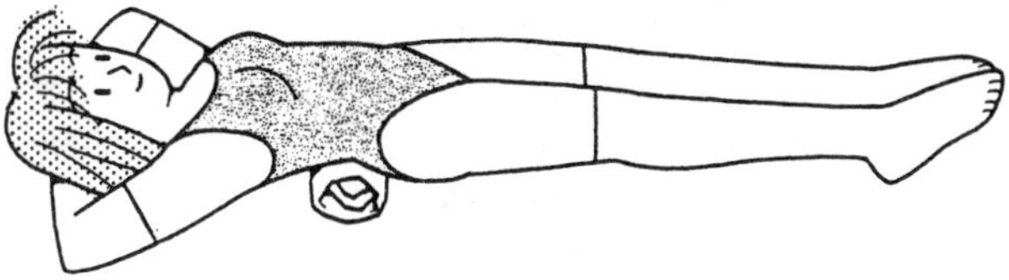

①用毛巾包住硬筒狀物，墊在肩胛骨的下方。

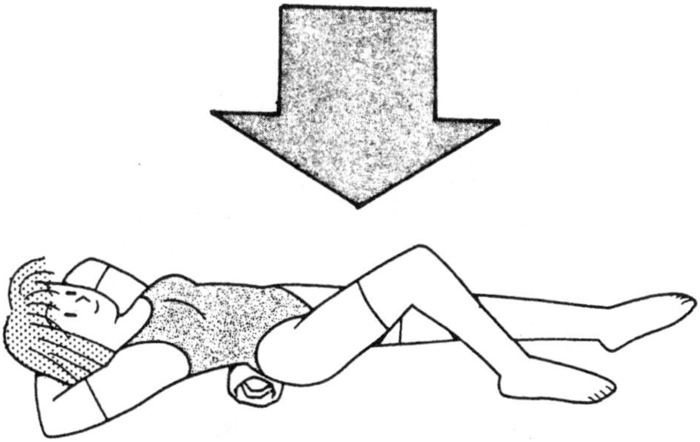

②一邊滾動圓筒，一邊使筒落到腰附近，保持這個狀態一陣子。

藉著扭轉身體去除背部的酸痛 恢復肝功能

肝臟產生毛病時，整個背部，尤其是肝臟內側的肌肉會產生酸痛。這是因爲血液循環不良所致。要消除酸痛，就要充分地活動肌肉，使血管的擠壓功能（擠血管的作用）旺盛，促進血液循環。

那麼，要如何做才好呢？就是要做體操。

這是能夠坐在椅子上進行的簡便體操。在公司裡的休閒時間可以輕鬆地進行。藉此能夠去除背部的酸痛，同時也有助於恢復肝功能。

方法就是坐在椅子上，右手握住左手手腕，身體朝右扭轉。其次再朝左扭轉。兩邊都要嘗試，感覺比較不易扭轉的一邊，亦即感覺酸痛的部分，要進行重點式的扭轉。不可以忽快忽慢、忽上忽下，要慢慢地，大大地做出動作來，好像舒服地伸展背肌一般，這才是扭轉身體的秘訣。

一邊吐氣，一邊慢慢地扭轉，在吐氣時，身體停止不動。這個體操總計一日進行坐在椅子上，右手握住左手手腕，一邊吐氣，一邊慢慢地、大大地將身體朝右扭轉，反方向也依同樣要領進行，1日可以進行數次，總計進行20分鐘

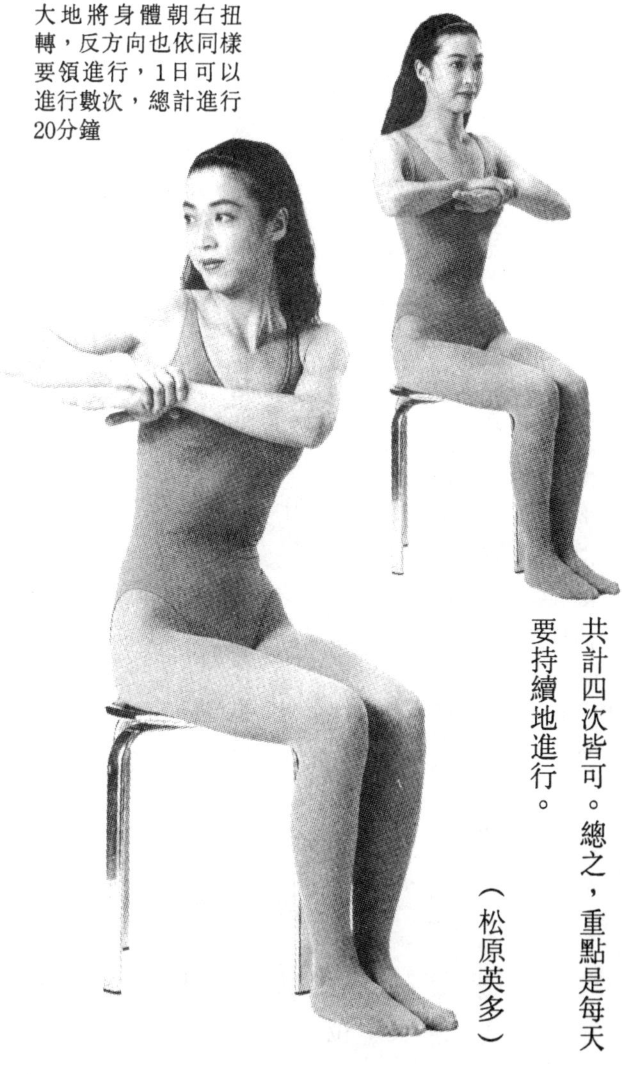

二十分鐘較有效，或每次做十分鐘，共計二次，或每次做五分鐘，共計四次皆可。總之，重點是每天要持續地進行。

（松原英多）

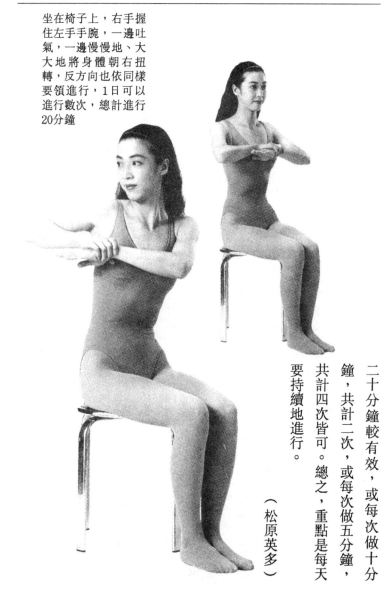

上抬雙手充分吸氣的動作
能夠強化肝臟、預防肝病

相信各位都知道，飲酒過量，會對肝臟造成負擔。但是，肝病的原兇不僅僅只是飲酒而已，像壓力、體力透支、睡眠不足等肉體的疲勞，也是一大要因。而且很難自覺到這些問題而未加處置。因此，不只是肝臟，爲了保護全身的健康，必須要有充分的休養，並且要放鬆心情。不過，忙碌的現代人，很難得到足夠的休養，在此爲各位介紹能夠輕鬆進行的強化肝臟的動作。

依左頁圖片的要領，上抬雙手，吸足了氣，儘量地張開肋骨。這是因爲從事事務工作，長時間坐在那兒，不知不覺當中，呼吸動作變得即小又淺。同時，肝臟經常受到肋骨的壓迫，體內的氧量不足，血液循環不良。

進行這個動作，能夠使肝臟從壓迫中解放出來，去除肝臟周圍的淤血。同時，經由這個動作，能夠刺激在背部、腹部的肝臟特效穴道、鎮定焦躁的情緒，具有安定精神的效果。　（岡田達男）

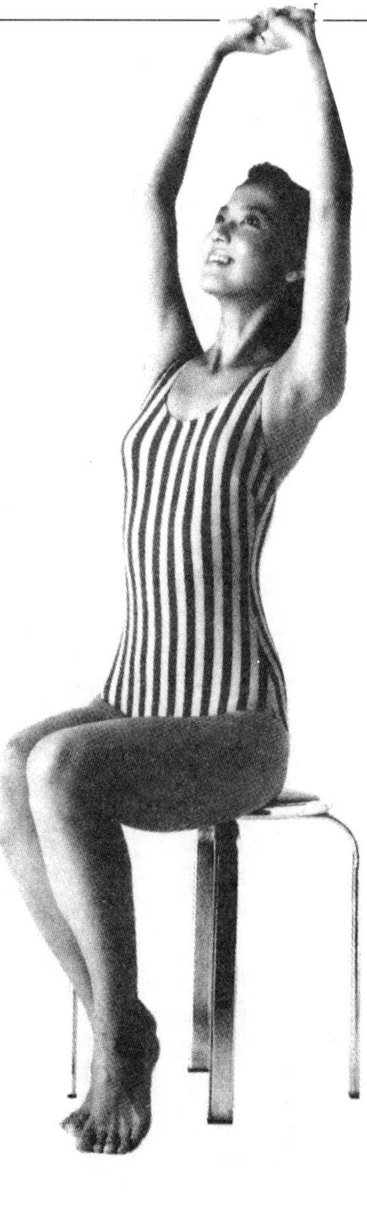

好像上抬肋骨似的，高舉雙手，雙手交疊於頭上。保持這個狀態，大大地將氣吸滿胸中，停止呼吸5～10秒，再慢慢地吐氣，並放開交疊的手，放下雙手。進行4～5次。在公司裡可以抽空進行，要每天進行。

刺激足的築賓穴
能夠防止惡醉與宿醉

如果飲酒後感覺可能會惡醉或宿醉，則可以馬上刺激足的築賓穴，就能夠防患宿醉等痛苦於未然。這個穴道位在距離內踝約八cm上方的骨緣，按壓時會產生疼痛感。

築賓穴的刺激，也能夠促進腎功能旺盛，是對膀胱有好的影響的穴道。同時，也有「解毒穴道」之名，對於藥物中毒的治療來說，這是不可或缺的穴道。刺激築賓，能夠使得分解掉的酒精成爲尿液迅速地排出體外。

築賓穴位於兩足的相同位置，故要對兩足同時刺激。刺激法只要利用指壓即可。秘訣是慢慢地加諸壓力，到稍微感覺疼痛的程度，數五下，再放手，反覆進行，單腳至少要進行三分鐘。按壓左足築賓時，左足放在右足上，用左手握住足，用右手拇指指腹指壓，如此較爲輕鬆。

左足的築賓抵住拇指時，轉動腳脖子，也能得到與刺激穴道同樣的效果。右足也以同樣的方式進行。

（刑部忠和）

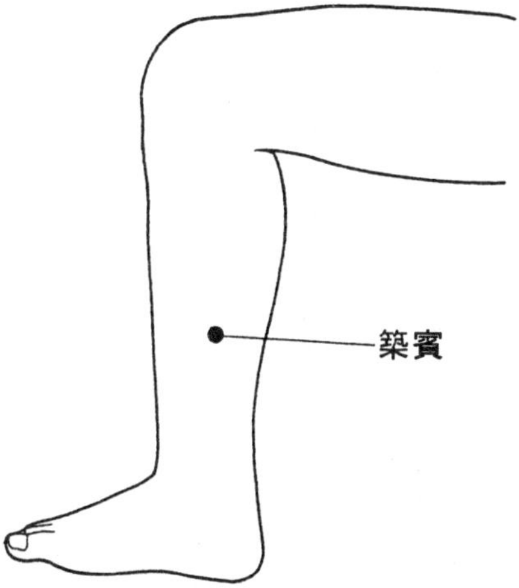

距離内踝約8cm 上方骨緣，按壓時感覺疼痛，則是築賓穴所在。

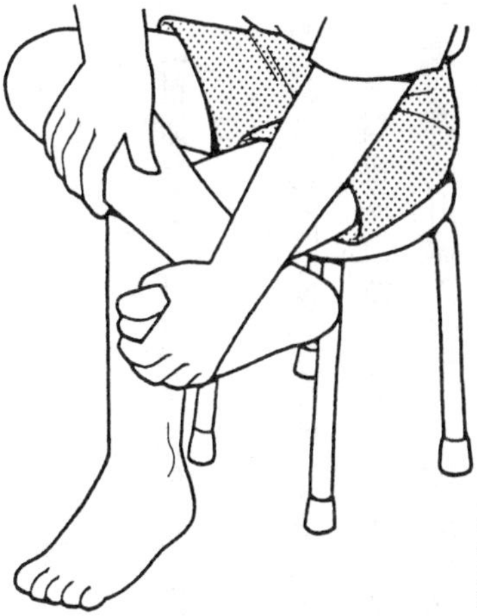

用拇指抵住築賓，轉動腳脖子，具有與指壓同樣的效果。

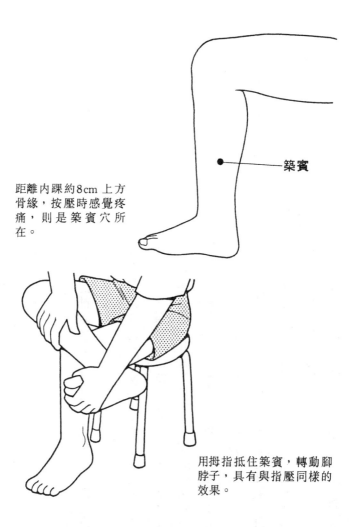

喝酒後的翌日早晨做「曲體體操」
能夠消除肝臟疲勞、預防肝病

經常喝酒的人，應該要注意自己肝臟的健康狀態。在此教導各位自己能夠進行的肝臟健康度檢查方法。

首先，雙腳張開較肩略寬。保持這個姿勢，身體朝右側彎曲。避免上半身往前倒，身體朝正側面彎曲。如果伸直下垂的右手腕能夠到達比膝更下方的位置，則表示肝臟健康。反之，如果做不到，則表示肝臟疲勞。肝臟不良時，右脇腹的深處會出現有如硬管子一般的東西，故身體很難朝右側彎曲。這個檢查的結果，如果顯示肝臟疲勞的話，則要做如下的動作。這個動作是有強化肝臟、預防肝病的效果。

首先盤腿而坐，左手插腰，讓別人壓你的左膝，抵直背肌，大大地吐氣，身體往右倒。如果感覺「不能夠再彎曲了」，請不要立刻就放棄。慢慢吐出殘存在肺部的氣息，放鬆肝臟及其它臟器的緊張，相信你還能夠再繼續彎曲。

在飲酒的第二天早上，這個動作左右各進行三次，就能夠消除疲勞。（安藤一男）

雙腳張開較肩略寬，挺直背肌站立，身體往右倒，若右手手腕無法搆到膝以下，表示肝臟疲憊。

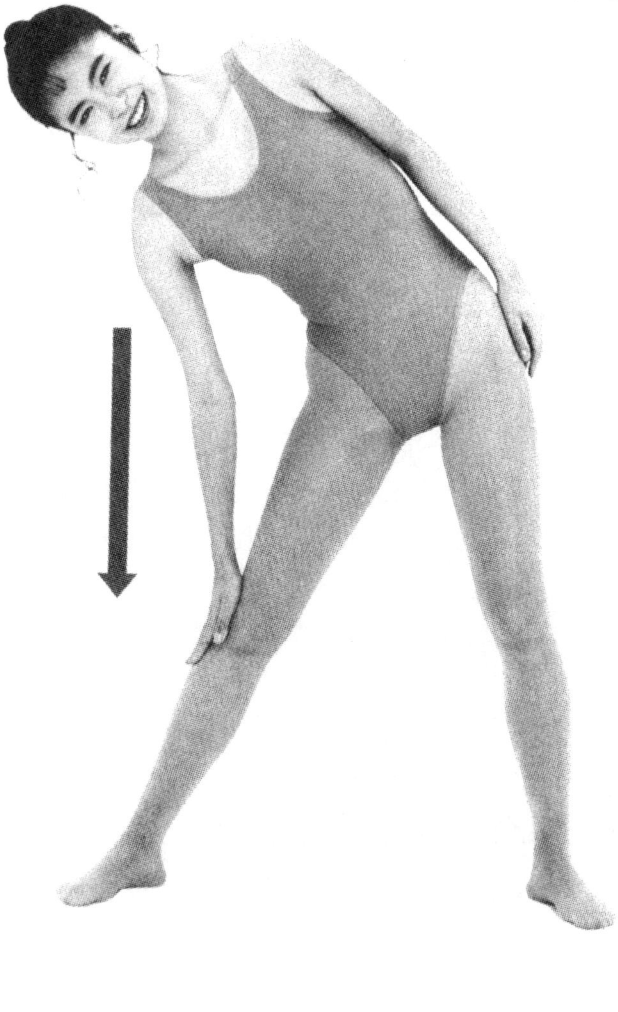

盤腿而坐，挺直背肌。請他人壓住左膝，左手插腰，挺直背肌，身體往右倒。

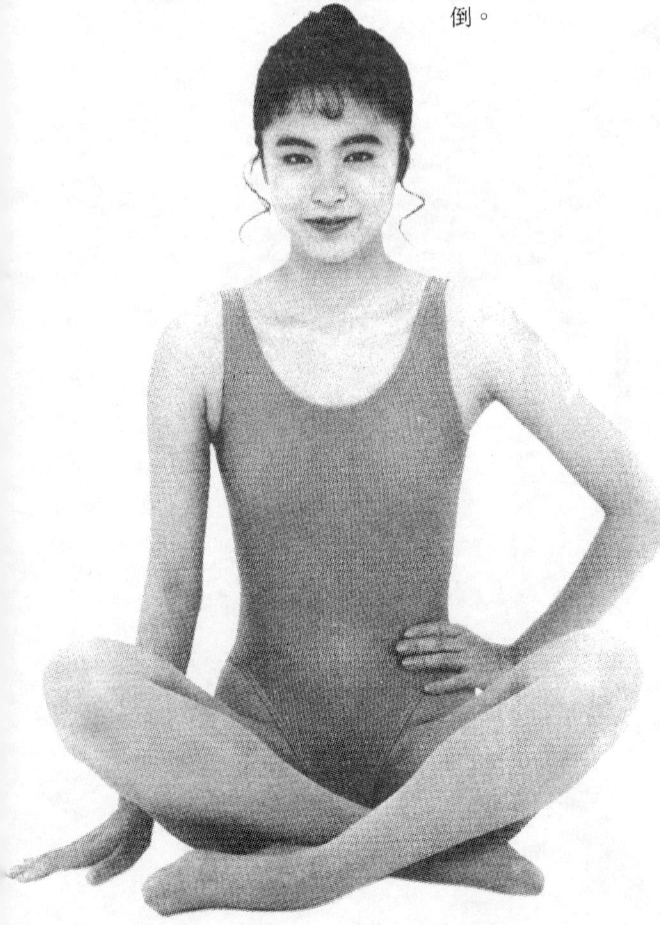

花20～30秒鐘慢慢吐氣，
往側面彎曲，就能深深彎
曲。左右各進行3次。

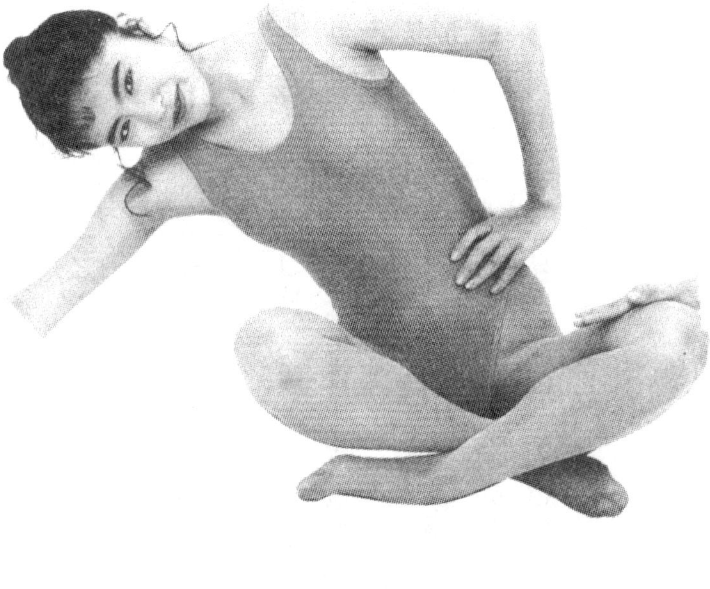

喝酒前刺激**地機穴**
能提升酒的美味

很多人都認爲酒是最甘醇的東西，但或許各位並不知道，只要刺激某個穴道，就能提升酒的美味了。

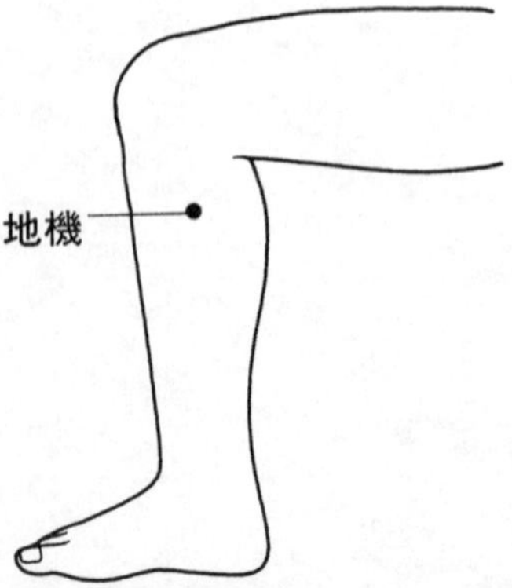

在足的內側，從膝蓋頭開始距5根手指寬的下方骨緣有地機穴，按壓時會感覺疼痛。

這個穴道就是地機，能夠賦予胃活力，使酒喝起來更爲美味。地機位在足內側距離膝蓋有五個手指寬的下方骨緣（參照上圖）。刺激此處，能使保護胃壁的粘膜狀態良好，促使胃液的分泌恢復正常。

只要在飲酒前指壓這個穴道，就能使你品嚐到更美味的酒了。（刑部忠和）

第7章

巧妙利用漢方藥維持肝臟健康的秘訣

指導（揭載順）

• 藤平　健
日本東洋醫學會名譽會員

• 山ノ内慎一
日本東洋醫學會會員

• 藤井美樹
藤井診療所所長

• 久保道德
近畿大學教授

• 豬越恭也
東西藥局藥劑師

飲酒前服用**三黃瀉心湯**
就不必擔心惡醉或宿醉的問題了

很多的飲酒者在嚐到宿醉的痛苦時，都會表示「這輩子再也不喝酒了」，但是又會經常告訴自己「没有酒，那還算是什麼人生呢」，於是又開始飲酒作樂了。不過，每天持續這種飲酒生活，會造成肝臟疲勞，酒精的代謝能力降低。爲了斷此惡根，必須節制酒量。此外，强化肝臟，創造不知宿醉爲何物的身體，也是很重要的。在此推薦服用的漢方藥，就是三黃瀉心湯。

三黃瀉心湯是由大黃、黃連、黃芩三種生藥配合而成的。黃連與黃芩能夠去除發炎症狀，有去除血氣上衝或充血的作用；而大黃則具有瀉藥的作用。這些作用互相配合，能夠發揮藥效，具有消炎、解毒的作用。

不過，這些藥物未必人人能夠奏效。大家也知道，漢方藥的特徵就是配合個人的症狀來使用。合於三黃瀉心湯的條件，是漢方所謂的「實證」，亦即較有體力、身材壯碩型，也就是好像鍋爐的蒸氣壓太高，即將要爆發的這種狀態的人，較適合使用這個處方。適合實證的漢方藥，能夠去除鍋爐的多餘蒸氣，具有捨棄會引發病態的多餘體力的作用。三黃瀉心湯的使用除了實證條件以外，從頸部以上覺得血在上方阻塞，或頭、頸發脹的人，或臉發燙、臉紅、有便秘傾向、心窩處產生不快感的人，也適合使用。血壓高的人，經常會出現這些症狀，因此，三黃瀉心湯原本就是高血壓患者經常使用的藥物。

爲何三黃瀉心湯對宿醉有效，無法以藥理學來加以證實。不過，其具有提高肝功能、强化酒精等解毒作用的效果。江户時代末期的漢方名醫尾台榕堂所著的『類聚方廣義』的文中，就説「能解宿醉，甚妙」，亦即其對宿醉有效。並非實證的人，亦即體力爲中等或以下的人，可以使用黃連解毒湯。這是從三黃瀉心湯中去除大黃而加入黃柏、山梔子配合而成的藥物，也是有防止惡醉的作用。

在赴宴應酬前，最好服用三克左右的三黃瀉心湯或黃連解毒湯，就能夠有效地防止宿醉。此外，一日一次，持續服用三個月到半年，就能夠强化肝臟，創造一個不會輸給酒的身體。

（藤平　健）

柴胡桂枝乾薑湯與黃連解毒湯

具有強化肝臟的效果

中年人在感覺身體疲倦時，往往不會考慮到疾病的問題，認爲可能是工作過度或飲酒過度所致，而很少馬上就醫。

但是，這種症狀的出現乃是一種危險信號。事實上，也許不是肝病，但卻是表示肝功能不良，可以說是「肝病症候群」。

的確，如果體調沒有嚴重的不良時，則即使進行肝功能檢查，也可能無法掌握正確的病情。但是，身體失調，就是隱藏之疾病的前兆，也可以說是疾病惡化的危險信號。事實上，像急性或慢性肝炎，初期時都没有自覺症狀，很容易被忽略，等到疾病進行到相當嚴重的階段時，才發現到罹患肝炎。

肝臟在臟器中，具有非常重要的作用。容易疲倦、上腹部發脹、噁心、酒難以下口或不勝酒力、煙很難抽、嘴巴發粘、口苦、舌頭有白苔等，都是表示肝臟異常的症狀。

這些不被西方醫學當成疾病而加以處理的症狀，會帶給當事者不快感，這時使用漢方藥，能夠得到救助。其中對肝臟具有顯著效果的，就是大柴胡湯、小柴胡湯、柴胡桂枝湯等的柴胡劑，但不能因爲有效而在一開始時就服用這些柴胡劑。

肝臟不良，表示全身衰弱。像小柴胡湯這種强力藥物，如果不是身體强健的人，那麼最初最好不要服用，要和漢方藥專門的藥劑師商量。如果體力衰弱，則要選用藥性較爲溫和的柴胡桂枝乾薑湯或柴胡桂枝湯。

此外，也可以合併服用黃連解毒湯，去除體內的廢物，提升肝功能。這些柴胡劑中含有皂角苷成分，能夠强化肝功能。肝功能檢查結果狀況不良的人，也可以利用這些柴胡劑來改善。

（山之内慎一）

不適合用強力藥物的肝病患者
可一邊利用**柴芍六君子湯**補充體力一邊治療

一般而言，沒有體力的肝病患者，很難順利地復原。因爲沒有體力，身體原本具有治療疾病的力量難以出現，因此，這個疾病會使得體力逐漸地衰退。

體力不足或缺乏耐力的人，容易疲倦，出現低血壓、手腳冰冷症、頭昏眼花等現象，因此，這一型的人，在外觀上也具有特徵，例如臉色不好、身體消瘦、內臟下垂。同時新陳代謝不良，不耐寒，缺乏活力。

這一型的人，尤其胃腸功能不良、肝臟不好時，體力更容易減退，難以痊癒。

漢方藥中也有適合這些人使用的藥物。配合個人的症狀，使用不同的藥物，一邊創造體力，一邊治療疾病。原本沒有體力的人，服用漢方藥後，很少能夠立刻見效，必須要長期持續服用。

即使是對於肝臟有效的藥物，但如果肝臟不好、體力減退，也不能夠立刻使用小柴胡湯等的柴胡劑。首先要創造體力，使全身的功能旺盛。

這種缺乏體力的人，肝臟不好時，最好服用六君子湯或人參湯等。此外，柴胡湯中作用較爲溫和的補中益氣湯或柴芍六君子湯，也能奏效。這些都是能夠一邊創造體力，一邊提升肝功能的藥物，對於新陳代謝減退、體力不足的人來說，不會使身體發冷。這些藥物具有調整胃腸功能的作用，能夠展現卓效。只要耐心地長期服用，就能夠提高新陳代謝，使身體溫熱，創造體力。

這些溫和的漢方藥，在體調不良的半健康狀態下，能夠提升肝功能。

這一型的人，也需要注意日常的飲食生活與生活細節。冰冷的食物會降低新陳代謝，絕對要避免。會讓腹部發冷的水果，也要忌口。此外，經常排軟便或下痢者，要戴腹兜使腹部溫熱。

（藤井美樹）

服用**桂枝茯苓丸**能減輕肝炎或脂肪肝的危險性

「昔日結核，今日肝炎」，這句話表示肝炎是難治的成人病代表。爲何難以治癒呢？因爲肝病患者不能夠任意地服藥。

肝臟是從食物中攝取營養成分而進行各種物質代謝的臟器。肝臟孱弱時，如果給予藥物等異物，會加重肝臟的負擔。但也並不是沒有對肝炎好的藥物存在。尤其漢方中，柴胡劑（小柴胡湯、大柴胡湯等）是肝臟的良藥。

與柴胡劑系統不同，但是經由動物實驗證明對肝炎有效的漢方藥，就是桂枝茯苓丸。

不只是肝炎，當內臟或組織發炎時，就是身體對於異物侵入所採取的一種防衛措施。以肝臟而言，爲了趕走肝炎病毒這種異物，巨噬細胞（一種白血球）和病毒作戰，結果就形成肝炎。因此，爲了治療肝炎，就必須要使巨噬細胞活性化，才不會輸給異物。而桂枝茯苓丸就具有使巨噬細胞活性化的作用。

為各位介紹證明這一點的動物實驗結果。首先將異物的碳注入老鼠的體內，觀察巨噬細胞在肝臟處理異物的情形。然後老鼠體重一kg給予五〇〇mg的桂枝茯苓丸，於注入碳之前的一小時給予，與什麼也不給予時相比，觀察巨噬細胞處理碳的能力。結果發現給予桂枝茯苓丸時，與没有給予任何物質時相比，巨噬細胞吞食掉更多的碳。也就是巨噬細胞擊潰異物的能力提升了。

由此結果可知，服用桂枝茯苓丸，就能增强對抗肝炎病毒的力量。接受肝功能檢查而GOT、GPT值較高的人，能期待桂枝茯苓丸的效果。

此外，服用桂枝茯苓丸不僅能夠治療肝炎，甚至也能遠離威脅肝臟的脂肪肝等，藉此能夠防止由慢性肝炎轉移為肝硬化。

肝病並非一朝一夕就能治好的。在服用桂枝茯苓丸的同時，也要攝取富含蛋白質與維他命的食物，並且要配合體質，併用小柴胡湯等的漢方藥，這些都是必要的對策。

（久保道德）

使用**杞菊地黃丸**能改善肝功能衰退所導致的視力減弱

菊花被當成觀賞用植物而受人喜愛，同時，自古以來，也廣泛使用菊花作爲藥用、食用植物。而紅色的枸杞，當成藥物或料理的素材來利用，可以說是藥用植物中的佼佼者。不論是菊花或枸杞，了解其藥效而加以利用的前輩出現在中國。

在數千年前，枸杞就已被包含在不老長壽的秘藥中，當成養命藥來使用。這種富於傳統性的菊與枸杞加入六味地黃丸而在清朝被製造出來的處方，即是杞菊地黃丸。六味地黃丸是藉著補腎衰而間接養肝的補腎藥。

漢方有「以腎養肝」、「腎爲肝之母」的說法，認爲肝、腎具有密不可分的關係。因此，考慮出這類藥方。六味地黃丸就是這種藥物之一。

這個杞菊地黃丸對於漢方所謂的腎陰虛症狀（足腰倦怠、頭重、頭昏眼花、耳鳴、失眠、血氣上衝、手腳發燙、尿量減少或多尿），以及視力模糊等具有效果。

爲什麼菊與枸杞能夠改善眼睛的症狀呢？漢方有其獨特的理論能夠加以說明。

「肝在眼開穴」，亦即肝臟異常會表現在眼睛。簡言之，眼睛的疲勞或異常是來自肝臟的疲勞或異常，當肝功能減退時，眼睛疲勞，視力模糊，容易充血，眼內疼痛，眼睛乾澀。因此，要消除眼睛的疲勞，需要養肝，促進肝功能。

菊與枸杞能夠發揮提高肝功能的養肝藥效力。煎煮菊、枸杞當茶飲用，就能夠提升肝功能，強化視力。

眼睛衰弱，會讓人有「步入中年」或「開始老化」的聯想。尤其是看小字以後，眼睛疲勞，無法復原，需要配戴老花眼鏡等，都會讓人意識到年紀老大。此外，中年人在一起，也常以强肝爲話題。對於喝酒人士來說，肝臟更是他們在乎的臟器。一旦肝功能不良，的確無法期待現代醫學有效的治療。

進入中年以後，可以嘗試服用杞菊地黃丸，以現代醫學病名而言，能夠防止白內障，對於慢性肝炎等有效。對於中高年齡層而言，的確是難能可貴的藥物。

（豬越恭也）

展出版社有限公司
品冠文化出版社

圖書目錄

地址：台北市北投區(石牌)
致遠一路二段 12 巷 1 號
郵撥：01669551<大展>
19346241<品冠>

電話：(02) 28236031
28236033
28233123
傳真：(02) 28272069

·少年偵探·品冠編號 66

1. 怪盜二十面相	(精)	江戶川亂步著	特價 189 元
2. 少年偵探團	(精)	江戶川亂步著	特價 189 元
3. 妖怪博士	(精)	江戶川亂步著	特價 189 元
4. 大金塊	(精)	江戶川亂步著	特價 230 元
5. 青銅魔人	(精)	江戶川亂步著	特價 230 元
6. 地底魔術王	(精)	江戶川亂步著	特價 230 元
7. 透明怪人	(精)	江戶川亂步著	特價 230 元
8. 怪人四十面相	(精)	江戶川亂步著	特價 230 元
9. 宇宙怪人	(精)	江戶川亂步著	特價 230 元
10. 恐怖的鐵塔王國	(精)	江戶川亂步著	特價 230 元
11. 灰色巨人	(精)	江戶川亂步著	特價 230 元
12. 海底魔術師	(精)	江戶川亂步著	特價 230 元
13. 黃金豹	(精)	江戶川亂步著	特價 230 元
14. 魔法博士	(精)	江戶川亂步著	特價 230 元
15. 馬戲怪人	(精)	江戶川亂步著	特價 230 元
16. 魔人銅鑼	(精)	江戶川亂步著	特價 230 元
17. 魔法人偶	(精)	江戶川亂步著	特價 230 元
18. 奇面城的秘密	(精)	江戶川亂步著	特價 230 元
19. 夜光人	(精)	江戶川亂步著	特價 230 元
20. 塔上的魔術師	(精)	江戶川亂步著	特價 230 元
21. 鐵人Q	(精)	江戶川亂步著	特價 230 元
22. 假面恐怖王	(精)	江戶川亂步著	特價 230 元
23. 電人M	(精)	江戶川亂步著	特價 230 元
24. 二十面相的詛咒	(精)	江戶川亂步著	特價 230 元
25. 飛天二十面相	(精)	江戶川亂步著	特價 230 元
26. 黃金怪獸	(精)	江戶川亂步著	特價 230 元

·生活廣場·品冠編號 61

1. 366 天誕生星	李芳黛譯	280 元
2. 366 天誕生花與誕生石	李芳黛譯	280 元
3. 科學命相	淺野八郎著	220 元
4. 已知的他界科學	陳蒼杰譯	220 元

5.	開拓未來的他界科學	陳蒼杰譯	220 元
6.	世紀末變態心理犯罪檔案	沈永嘉譯	240 元
7.	366 天開運年鑑	林廷宇編著	230 元
8.	色彩學與你	野村順一著	230 元
9.	科學手相	淺野八郎著	230 元
10.	你也能成為戀愛高手	柯富陽編著	220 元
11.	血型與十二星座	許淑瑛編著	230 元
12.	動物測驗—人性現形	淺野八郎著	200 元
13.	愛情、幸福完全自測	淺野八郎著	200 元
14.	輕鬆攻佔女性	趙奕世編著	230 元
15.	解讀命運密碼	郭宗德著	200 元
16.	由客家了解亞洲	高木桂藏著	220 元

・女醫師系列・品冠編號 62

1.	子宮內膜症	國府田清子著	200 元
2.	子宮肌瘤	黑島淳子著	200 元
3.	上班女性的壓力症候群	池下育子著	200 元
4.	漏尿、尿失禁	中田真木著	200 元
5.	高齡生產	大鷹美子著	200 元
6.	子宮癌	上坊敏子著	200 元
7.	避孕	早乙女智子著	200 元
8.	不孕症	中村春根著	200 元
9.	生理痛與生理不順	堀口雅子著	200 元
10.	更年期	野末悅子著	200 元

・傳統民俗療法・品冠編號 63

1.	神奇刀療法	潘文雄著	200 元
2.	神奇拍打療法	安在峄著	200 元
3.	神奇拔罐療法	安在峄著	200 元
4.	神奇艾灸療法	安在峄著	200 元
5.	神奇貼敷療法	安在峄著	200 元
6.	神奇薰洗療法	安在峄著	200 元
7.	神奇耳穴療法	安在峄著	200 元
8.	神奇指針療法	安在峄著	200 元
9.	神奇藥酒療法	安在峄著	200 元
10.	神奇藥茶療法	安在峄著	200 元
11.	神奇推拿療法	張貴荷著	200 元
12.	神奇止痛療法	漆 浩 著	200 元

・常見病藥膳調養叢書・品冠編號 631

1.	脂肪肝四季飲食	蕭守貴著	200 元

2.	高血壓四季飲食	秦玖剛著	200 元
3.	慢性腎炎四季飲食	魏從強著	200 元
4.	高脂血症四季飲食	薛輝著	200 元
5.	慢性胃炎四季飲食	馬秉祥著	200 元
6.	糖尿病四季飲食	王耀獻著	200 元
7.	癌症四季飲食	李忠著	200 元
8.	痛風四季飲食	魯焰主編	200 元
9.	肝炎四季飲食	王虹等著	200 元
10.	肥胖症四季飲食	李偉等著	200 元
11.	膽囊炎、膽石症四季飲食	謝春娥著	200 元

・彩色圖解保健・品冠編號 64

1.	瘦身	主婦之友社	300 元
2.	腰痛	主婦之友社	300 元
3.	肩膀痠痛	主婦之友社	300 元
4.	腰、膝、腳的疼痛	主婦之友社	300 元
5.	壓力、精神疲勞	主婦之友社	300 元
6.	眼睛疲勞、視力減退	主婦之友社	300 元

・心 想 事 成・品冠編號 65

1.	魔法愛情點心	結城莫拉著	120 元
2.	可愛手工飾品	結城莫拉著	120 元
3.	可愛打扮 & 髮型	結城莫拉著	120 元
4.	撲克牌算命	結城莫拉著	120 元

・熱 門 新 知・品冠編號 67

1.	圖解基因與 DNA	（精）	中原英臣主編	230 元
2.	圖解人體的神奇	（精）	米山公啟主編	230 元
3.	圖解腦與心的構造	（精）	永田和哉主編	230 元
4.	圖解科學的神奇	（精）	鳥海光弘主編	230 元
5.	圖解數學的神奇	（精）	柳 谷 晃著	250 元
6.	圖解基因操作	（精）	海老原充主編	230 元
7.	圖解後基因組	（精）	才園哲人著	230 元

・武 術 特 輯・大展編號 10

1.	陳式太極拳入門	馮志強編著	180 元
2.	武式太極拳	郝少如編著	200 元
3.	中國跆拳道實戰 100 例	岳維傳著	220 元
4.	教門長拳	蕭京凌編著	150 元
5.	跆拳道	蕭京凌編譯	180 元

6. 正傳合氣道	程曉鈴譯	200 元
8. 格鬥空手道	鄭旭旭編著	200 元
9. 實用跆拳道	陳國榮編著	200 元
10. 武術初學指南	李文英、解守德編著	250 元
11. 泰國拳	陳國榮著	180 元
12. 中國式摔跤	黃　斌編著	180 元
13. 太極劍入門	李德印編著	180 元
14. 太極拳運動	運動司編	250 元
15. 太極拳譜	清・王宗岳等著	280 元
16. 散手初學	冷　峰編著	200 元
17. 南拳	朱瑞琪編著	180 元
18. 吳式太極劍	王培生著	200 元
19. 太極拳健身與技擊	王培生著	250 元
20. 秘傳武當八卦掌	狄兆龍著	250 元
21. 太極拳論譚	沈　壽著	250 元
22. 陳式太極拳技擊法	馬　虹著	250 元
23. 二十四式/三十二式太極拳/劍	闞桂香著	180 元
24. 楊式秘傳 129 式太極長拳	張楚全著	280 元
25. 楊式太極拳架詳解	林炳堯著	280 元
26. 華佗五禽劍	劉時榮著	180 元
27. 太極拳基礎講座：基本功與簡化 24 式	李德印著	250 元
28. 武式太極拳精華	薛乃印著	200 元
29. 陳式太極拳拳理闡微	馬　虹著	350 元
30. 陳式太極拳體用全書	馬　虹著	400 元
31. 張三豐太極拳	陳占奎著	200 元
32. 中國太極推手	張　山主編	300 元
33. 48 式太極拳入門	門惠豐編著	220 元
34. 太極拳奇人奇功	嚴翰秀編著	250 元
35. 心意門秘籍	李新民編著	220 元
36. 三才門乾坤戊己功	王培生編著	220 元
37. 武式太極劍精華＋VCD	薛乃印編著	350 元
38. 楊式太極拳	傅鐘文演述	200 元
39. 陳式太極拳、劍 36 式	闞桂香編著	250 元
40. 正宗武式太極拳	薛乃印著	220 元
41. 杜元化＜太極拳正宗＞考析	王海洲等著	300 元
42. ＜珍貴版＞陳式太極拳	沈家楨著	280 元
43. 24 式太極拳＋VCD	中國國家體育總局著	350 元
44. 太極推手絕技	安在峰編著	250 元
45. 孫祿堂武學錄	孫祿堂著	300 元
46. ＜珍貴本＞陳式太極拳精選	馮志強著	280 元
47. 武當趙堡太極拳小架	鄭悟清傳授	250 元
48. 太極拳習練知識問答	邱丕相主編	220 元
49. 八法拳 八法槍	武世俊著	220 元
50. 地趟拳＋VCD	張憲政著	350 元

51. 四十八式太極拳＋VCD	楊　靜演示	400 元
52. 三十二式太極劍＋VCD	楊　靜演示	300 元
53. 隨曲就伸　中國太極拳名家對話錄	余功保著	300 元
54. 陳式太極拳五功八法十三勢	鬫桂香著	200 元
55. 六合螳螂拳	劉敬儒等著	280 元
56. 古本新探華佗五禽戲	劉時榮編著	180 元
57. 陳式太極拳養生功＋VCD	陳正雷著	350 元
58. 中國循經太極拳二十四式教程	李兆生著	300 元
59. ＜珍貴本＞太極拳研究	唐豪・顧留馨著	250 元
60. 武當三豐太極拳	劉嗣傳著	300 元
61. 楊式太極拳體用圖解	崔仲三編著	350 元
62. 太極十三刀	張耀忠編著	230 元
63. 和式太極拳譜＋VCD	和有祿編著	450 元

・彩色圖解太極武術・大展編號 102

1. 太極功夫扇	李德印編著	220 元
2. 武當太極劍	李德印編著	220 元
3. 楊式太極劍	李德印編著	220 元
4. 楊式太極刀	王志遠著	220 元
5. 二十四式太極拳（楊式）＋VCD	李德印編著	350 元
6. 三十二式太極劍（楊式）＋VCD	李德印編著	350 元
7. 四十二式太極劍＋VCD	李德印編著	350 元
8. 四十二式太極拳＋VCD	李德印編著	350 元
9. 16 式太極拳 18 式太極劍＋VCD	崔仲三著	350 元
10. 楊氏 28 式太極拳＋VCD	趙幼斌著	350 元
11. 楊式太極拳 40 式＋VCD	宗維潔編著	350 元
12. 陳式太極拳 56 式＋VCD	黃康輝等著	350 元
13. 吳式太極拳 45 式＋VCD	宗維潔編著	350 元
14. 精簡陳式太極拳 8 式、16 式	黃康輝編著	220 元
15. 精簡吳式太極拳<36 式拳架・推手>	柳恩久主編	220 元
16. 夕陽美功夫扇	李德印著	220 元

・國際武術競賽套路・大展編號 103

1. 長拳	李巧玲執筆	220 元
2. 劍術	程慧琨執筆	220 元
3. 刀術	劉同為執筆	220 元
4. 槍術	張躍寧執筆	220 元
5. 棍術	殷玉柱執筆	220 元

・簡化太極拳・大展編號 104

1. 陳式太極拳十三式	陳正雷編著	200 元

2.	楊式太極拳十三式	楊振鐸編著	200 元
3.	吳式太極拳十三式	李秉慈編著	200 元
4.	武式太極拳十三式	喬松茂編著	200 元
5.	孫式太極拳十三式	孫劍雲編著	200 元
6.	趙堡太極拳十三式	王海洲編著	200 元

・中國當代太極拳名家名著・大展編號 106

1.	李德印太極拳規範教程	李德印著	550 元
2.	王培生吳式太極拳詮真	王培生著	500 元
3.	喬松茂武式太極拳詮真	喬松茂著	450 元
4.	孫劍雲孫式太極拳詮真	孫劍雲著	350 元
5.	王海洲趙堡太極拳詮真	王海洲著	500 元
6.	鄭琛太極拳道詮真	鄭琛著	450 元

・名師出高徒・大展編號 111

1.	武術基本功與基本動作	劉玉萍編著	200 元
2.	長拳入門與精進	吳彬等著	220 元
3.	劍術刀術入門與精進	楊柏龍等著	220 元
4.	棍術、槍術入門與精進	邱丕相編著	220 元
5.	南拳入門與精進	朱瑞琪編著	220 元
6.	散手入門與精進	張山等著	220 元
7.	太極拳入門與精進	李德印編著	280 元
8.	太極推手入門與精進	田金龍編著	220 元

・實用武術技擊・大展編號 112

1.	實用自衛拳法	溫佐惠著	250 元
2.	搏擊術精選	陳清山等著	220 元
3.	秘傳防身絕技	程崑彬著	230 元
4.	振藩截拳道入門	陳琦平著	220 元
5.	實用擒拿法	韓建中著	220 元
6.	擒拿反擒拿 88 法	韓建中著	250 元
7.	武當秘門技擊術入門篇	高翔著	250 元
8.	武當秘門技擊術絕技篇	高翔著	250 元
9.	太極拳實用技擊法	武世俊著	220 元

・中國武術規定套路・大展編號 113

1.	螳螂拳	中國武術系列	300 元
2.	劈掛拳	規定套路編寫組	300 元
3.	八極拳	國家體育總局	250 元
4.	木蘭拳	國家體育總局	230 元

・中華傳統武術・大展編號 114

1.	中華古今兵械圖考	裴錫榮主編	280 元
2.	武當劍	陳湘陵編著	200 元
3.	梁派八卦掌（老八掌）	李子鳴遺著	220 元
4.	少林 72 藝與武當 36 功	裴錫榮主編	230 元
5.	三十六把擒拿	佐藤金兵衛主編	200 元
6.	武當太極拳與盤手 20 法	裴錫榮主編	220 元

・少林功夫・大展編號 115

1.	少林打擂秘訣	德虔、素法編著	300 元
2.	少林三大名拳 炮拳、大洪拳、六合拳	門惠豐等著	200 元
3.	少林三絕 氣功、點穴、擒拿	德虔編著	300 元
4.	少林怪兵器秘傳	素法等著	250 元
5.	少林護身暗器秘傳	素法等著	220 元
6.	少林金剛硬氣功	楊維編著	250 元
7.	少林棍法大全	德虔、素法編著	250 元
8.	少林看家拳	德虔、素法編著	250 元
9.	少林正宗七十二藝	德虔、素法編著	280 元
10.	少林瘋魔棍闡宗	馬德著	250 元
11.	少林正宗太祖拳法	高翔著	280 元
12.	少林拳技擊入門	劉世君編著	220 元
13.	少林十路鎮山拳	吳景川主編	300 元

・迷蹤拳系列・大展編號 116

1.	迷蹤拳（一）+VCD	李玉川編著	350 元
2.	迷蹤拳（二）+VCD	李玉川編著	350 元
3.	迷蹤拳（三）	李玉川編著	250 元
4.	迷蹤拳（四）+VCD	李玉川編著	580 元

・原地太極拳系列・大展編號 11

1.	原地綜合太極拳 24 式	胡啟賢創編	220 元
2.	原地活步太極拳 42 式	胡啟賢創編	200 元
3.	原地簡化太極拳 24 式	胡啟賢創編	200 元
4.	原地太極拳 12 式	胡啟賢創編	200 元
5.	原地青少年太極拳 22 式	胡啟賢創編	220 元

・道學文化・大展編號 12

1.	道在養生：道教長壽術	郝勤等著	250 元
2.	龍虎丹道：道教內丹術	郝勤著	300 元

3. 天上人間：道教神仙譜系　黃德海著　250 元
4. 步罡踏斗：道教祭禮儀典　張澤洪著　250 元
5. 道醫窺秘：道教醫學康復術　王慶餘等著　250 元
6. 勸善成仙：道教生命倫理　李剛著　250 元
7. 洞天福地：道教宮觀勝境　沙銘壽著　250 元
8. 青詞碧簫：道教文學藝術　楊光文等著　250 元
9. 沈博絕麗：道教格言精粹　朱耕發等著　250 元

・易 學 智 慧・大展編號 122

1. 易學與管理　余敦康主編　250 元
2. 易學與養生　劉長林等著　300 元
3. 易學與美學　劉綱紀等著　300 元
4. 易學與科技　董光壁著　280 元
5. 易學與建築　韓增祿著　280 元
6. 易學源流　鄭萬耕著　280 元
7. 易學的思維　傅雲龍等著　250 元
8. 周易與易圖　李申著　250 元
9. 中國佛教與周易　王仲堯著　350 元
10. 易學與儒學　任俊華著　350 元
11. 易學與道教符號揭秘　詹石窗著　350 元
12. 易傳通論　王博著　250 元
13. 談古論今說周易　龐鈺龍著　280 元
14. 易學與史學　吳懷祺著　230 元

・神 算 大 師・大展編號 123

1. 劉伯溫神算兵法　應涵編著　280 元
2. 姜太公神算兵法　應涵編著　280 元
3. 鬼谷子神算兵法　應涵編著　280 元
4. 諸葛亮神算兵法　應涵編著　280 元

・鑑 往 知 來・大展編號 124

1. 《三國志》給現代人的啟示　陳羲主編　220 元
2. 《史記》給現代人的啟示　陳羲主編　220 元

・秘傳占卜系列・大展編號 14

1. 手相術　淺野八郎著　180 元
2. 人相術　淺野八郎著　180 元
3. 西洋占星術　淺野八郎著　180 元
4. 中國神奇占卜　淺野八郎著　150 元
5. 夢判斷　淺野八郎著　150 元

7.	法國式血型學	淺野八郎著	150 元
8.	靈感、符咒學	淺野八郎著	150 元
9.	紙牌占卜術	淺野八郎著	150 元
10.	ESP 超能力占卜	淺野八郎著	150 元
11.	猶太數的秘術	淺野八郎著	150 元
13.	塔羅牌預言秘法	淺野八郎著	200 元

・趣味心理講座・大展編號 15

1.	性格測驗（1） 探索男與女	淺野八郎著	140 元
2.	性格測驗（2） 透視人心奧秘	淺野八郎著	140 元
3.	性格測驗（3） 發現陌生的自己	淺野八郎著	140 元
4.	性格測驗（4） 發現你的真面目	淺野八郎著	140 元
5.	性格測驗（5） 讓你們吃驚	淺野八郎著	140 元
6.	性格測驗（6） 洞穿心理盲點	淺野八郎著	140 元
7.	性格測驗（7） 探索對方心理	淺野八郎著	140 元
8.	性格測驗（8） 由吃認識自己	淺野八郎著	160 元
9.	性格測驗（9） 戀愛知多少	淺野八郎著	160 元
10.	性格測驗（10）由裝扮瞭解人心	淺野八郎著	160 元
11.	性格測驗（11）敲開內心玄機	淺野八郎著	140 元
12.	性格測驗（12）透視你的未來	淺野八郎著	160 元
13.	血型與你的一生	淺野八郎著	160 元
14.	趣味推理遊戲	淺野八郎著	160 元
15.	行為語言解析	淺野八郎著	160 元

・婦 幼 天 地・大展編號 16

1.	八萬人減肥成果	黃靜香譯	180 元
2.	三分鐘減肥體操	楊鴻儒譯	150 元
3.	窈窕淑女美髮秘訣	柯素娥譯	130 元
4.	使妳更迷人	成　玉譯	130 元
5.	女性的更年期	官舒妍編譯	160 元
6.	胎內育兒法	李玉瓊編譯	150 元
7.	早產兒袋鼠式護理	唐岱蘭譯	200 元
9.	初次育兒 12 個月	婦幼天地編譯組	180 元
10.	斷乳食與幼兒食	婦幼天地編譯組	180 元
11.	培養幼兒能力與性向	婦幼天地編譯組	180 元
12.	培養幼兒創造力的玩具與遊戲	婦幼天地編譯組	180 元
13.	幼兒的症狀與疾病	婦幼天地編譯組	180 元
14.	腿部苗條健美法	婦幼天地編譯組	180 元
15.	女性腰痛別忽視	婦幼天地編譯組	150 元
16.	舒展身心體操術	李玉瓊編譯	130 元
17.	三分鐘臉部體操	趙薇妮著	160 元
18.	生動的笑容表情術	趙薇妮著	160 元

19. 心曠神怡減肥法	川津祐介著	130 元
20. 內衣使妳更美麗	陳玄茹譯	130 元
21. 瑜伽美姿美容	黃靜香編著	180 元
22. 高雅女性裝扮學	陳珮玲譯	180 元
23. 蠶糞肌膚美顏法	梨秀子著	160 元
24. 認識妳的身體	李玉瓊譯	160 元
25. 產後恢復苗條體態	居理安・芙萊喬著	200 元
26. 正確護髮美容法	山崎伊久江著	180 元
27. 安琪拉美姿養生學	安琪拉蘭斯博瑞著	180 元
28. 女體性醫學剖析	增田豐著	220 元
29. 懷孕與生產剖析	岡部綾子著	180 元
30. 斷奶後的健康育兒	東城百合子著	220 元
31. 引出孩子幹勁的責罵藝術	多湖輝著	170 元
32. 培養孩子獨立的藝術	多湖輝著	170 元
33. 子宮肌瘤與卵巢囊腫	陳秀琳編著	180 元
34. 下半身減肥法	納他夏・史達賓著	180 元
35. 女性自然美容法	吳雅菁編著	180 元
36. 再也不發胖	池園悅太郎著	170 元
37. 生男生女控制術	中垣勝裕著	220 元
38. 使妳的肌膚更亮麗	楊　皓編著	170 元
39. 臉部輪廓變美	芝崎義夫著	180 元
40. 斑點、皺紋自己治療	高須克彌著	180 元
41. 面皰自己治療	伊藤雄康著	180 元
42. 隨心所欲瘦身冥想法	原久子著	180 元
43. 胎兒革命	鈴木丈織著	180 元
44. NS 磁氣平衡法塑造窈窕奇蹟	古屋和江著	180 元
45. 享瘦從腳開始	山田陽子著	180 元
46. 小改變瘦 4 公斤	宮本裕子著	180 元
47. 軟管減肥瘦身	高橋輝男著	180 元
48. 海藻精神秘美容法	劉名揚編著	180 元
49. 肌膚保養與脫毛	鈴木真理著	180 元
50. 10 天減肥 3 公斤	彤雲編輯組	180 元
51. 穿出自己的品味	西村玲子著	280 元
52. 小孩髮型設計	李芳黛譯	250 元

・青　春　天　地・大展編號 17

1. A 血型與星座	柯素娥編譯	160 元
2. B 血型與星座	柯素娥編譯	160 元
3. O 血型與星座	柯素娥編譯	160 元
4. AB 血型與星座	柯素娥編譯	120 元
5. 青春期性教室	呂貴嵐編譯	130 元
9. 小論文寫作秘訣	林顯茂編譯	120 元
11. 中學生野外遊戲	熊谷康編著	120 元

12. 恐怖極短篇　柯素娥編譯　130 元
13. 恐怖夜話　小毛驢編譯　130 元
14. 恐怖幽默短篇　小毛驢編譯　120 元
15. 黑色幽默短篇　小毛驢編譯　120 元
16. 靈異怪談　小毛驢編譯　130 元
17. 錯覺遊戲　小毛驢編著　130 元
18. 整人遊戲　小毛驢編著　150 元
19. 有趣的超常識　柯素娥編譯　130 元
20. 哦！原來如此　林慶旺編譯　130 元
21. 趣味競賽 100 種　劉名揚編譯　120 元
22. 數學謎題入門　宋釗宜編譯　150 元
23. 數學謎題解析　宋釗宜編譯　150 元
24. 透視男女心理　林慶旺編譯　120 元
25. 少女情懷的自白　李桂蘭編譯　120 元
26. 由兄弟姊妹看命運　李玉瓊編譯　130 元
27. 趣味的科學魔術　林慶旺編譯　150 元
28. 趣味的心理實驗室　李燕玲編譯　150 元
29. 愛與性心理測驗　小毛驢編譯　130 元
30. 刑案推理解謎　小毛驢編譯　180 元
31. 偵探常識推理　小毛驢編譯　180 元
32. 偵探常識解謎　小毛驢編譯　130 元
33. 偵探推理遊戲　小毛驢編譯　180 元
34. 趣味的超魔術　廖玉山編著　150 元
35. 趣味的珍奇發明　柯素娥編著　150 元
36. 登山用具與技巧　陳瑞菊編著　150 元
37. 性的漫談　蘇燕謀編著　180 元
38. 無的漫談　蘇燕謀編著　180 元
39. 黑色漫談　蘇燕謀編著　180 元
40. 白色漫談　蘇燕謀編著　180 元

・健　康　天　地・大展編號 18

1. 壓力的預防與治療　柯素娥編譯　130 元
2. 超科學氣的魔力　柯素娥編譯　130 元
3. 尿療法治病的神奇　中尾良一著　130 元
4. 鐵證如山的尿療法奇蹟　廖玉山譯　120 元
5. 一日斷食健康法　葉慈容編譯　150 元
6. 胃部強健法　陳炳崑譯　120 元
7. 癌症早期檢查法　廖松濤譯　160 元
8. 老人痴呆症防止法　柯素娥編譯　170 元
9. 松葉汁健康飲料　陳麗芬編譯　150 元
10. 揉肚臍健康法　永井秋夫著　150 元
11. 過勞死、猝死的預防　卓秀貞編譯　130 元
12. 高血壓治療與飲食　藤山順豐著　180 元

13. 老人看護指南	柯素娥編譯	150 元
14. 美容外科淺談	楊啟宏著	150 元
15. 美容外科新境界	楊啟宏著	150 元
16. 鹽是天然的醫生	西英司郎著	140 元
17. 年輕十歲不是夢	梁瑞麟譯	200 元
18. 茶料理治百病	桑野和民著	180 元
20. 杜仲茶養顏減肥法	西田博著	170 元
21. 蜂膠驚人療效	瀨長良三郎著	180 元
22. 蜂膠治百病	瀨長良三郎著	180 元
23. 醫藥與生活	鄭炳全著	180 元
24. 鈣長生寶典	落合敏著	180 元
25. 大蒜長生寶典	木下繁太郎著	160 元
26. 居家自我健康檢查	石川恭三著	160 元
27. 永恆的健康人生	李秀鈴譯	200 元
28. 大豆卵磷脂長生寶典	劉雪卿譯	150 元
29. 芳香療法	梁艾琳譯	160 元
30. 醋長生寶典	柯素娥譯	180 元
31. 從星座透視健康	席拉・吉蒂斯著	180 元
32. 愉悅自在保健學	野本二士夫著	160 元
33. 裸睡健康法	丸山淳士等著	160 元
35. 維他命長生寶典	菅原明子著	180 元
36. 維他命 C 新效果	鐘文訓編	150 元
37. 手、腳病理按摩	堤芳朗著	160 元
38. AIDS 瞭解與預防	彼得塔歇爾著	180 元
39. 甲殼質殼聚糖健康法	沈永嘉譯	160 元
40. 神經痛預防與治療	木下真男著	160 元
41. 室內身體鍛鍊法	陳炳崑編著	160 元
42. 吃出健康藥膳	劉大器編著	180 元
43. 自我指壓術	蘇燕謀編著	160 元
44. 紅蘿蔔汁斷食療法	李玉瓊編著	150 元
45. 洗心術健康秘法	竺翠萍編譯	170 元
46. 枇杷葉健康療法	柯素娥編譯	180 元
47. 抗衰血癒	楊啟宏著	180 元
48. 與癌搏鬥記	逸見政孝著	180 元
49. 冬蟲夏草長生寶典	高橋義博著	170 元
50. 痔瘡・大腸疾病先端療法	宮島伸宜著	180 元
51. 膠布治癒頑固慢性病	加瀨建造著	180 元
52. 芝麻神奇健康法	小林貞作著	170 元
53. 香煙能防止癡呆？	高田明和著	180 元
54. 穀菜食治癌療法	佐藤成志著	180 元
55. 貼藥健康法	松原英多著	180 元
56. 克服癌症調和道呼吸法	帶津良一著	180 元
57. B 型肝炎預防與治療	野村喜重郎著	180 元
58. 青春永駐養生導引術	早島正雄著	180 元

59. 改變呼吸法創造健康	原久子著	180 元
60. 荷爾蒙平衡養生秘訣	出村博著	180 元
61. 水美肌健康法	井戶勝富著	170 元
62. 認識食物掌握健康	廖梅珠編著	170 元
64. 酸莖菌驚人療效	上田明彥著	180 元
65. 大豆卵磷脂治現代病	神津健一著	200 元
66. 時辰療法—危險時刻凌晨 4 時	呂建強等著	180 元
67. 自然治癒力提升法	帶津良一著	180 元
68. 巧妙的氣保健法	藤平墨子著	180 元
69. 治癒 C 型肝炎	熊田博光著	180 元
70. 肝臟病預防與治療	劉名揚編著	180 元
71. 腰痛平衡療法	荒井政信著	180 元
72. 根治多汗症、狐臭	稻葉益巳著	220 元
73. 40 歲以後的骨質疏鬆症	沈永嘉譯	180 元
74. 認識中藥	松下一成著	180 元
75. 認識氣的科學	佐佐木茂美著	180 元
76. 我戰勝了癌症	安田伸著	180 元
77. 斑點是身心的危險信號	中野進著	180 元
78. 艾波拉病毒大震撼	玉川重德著	180 元
79. 重新還我黑髮	桑名隆一郎著	180 元
80. 身體節律與健康	林博史著	180 元
81. 生薑治萬病	石原結實著	180 元
83. 木炭驚人的威力	大槻彰著	200 元
84. 認識活性氧	井土貴司著	180 元
85. 深海鮫治百病	廖玉山編著	180 元
86. 神奇的蜂王乳	井上丹治著	180 元
87. 卡拉 OK 健腦法	東潔著	180 元
88. 卡拉 OK 健康法	福田伴男著	180 元
89. 醫藥與生活（二）	鄭炳全著	200 元
90. 洋蔥治百病	宮尾興平著	180 元
91. 年輕 10 歲快步健康法	石塚忠雄著	180 元
92. 石榴的驚人神效	岡本順子著	180 元
93. 飲料健康法	白鳥早奈英著	180 元
94. 健康棒體操	劉名揚編譯	180 元
95. 催眠健康法	蕭京凌編著	180 元
96. 鬱金（美王）治百病	水野修一著	180 元
97. 醫藥與生活（三）	鄭炳全著	200 元

・實用女性學講座・大展編號 19

1. 解讀女性內心世界	島田一男著	150 元
2. 塑造成熟的女性	島田一男著	150 元
3. 女性整體裝扮學	黃靜香編著	180 元
4. 女性應對禮儀	黃靜香編著	180 元

國家圖書館出版品預行編目資料

強化肝臟秘訣／主婦の友社編；蔡媛惠譯
－初版－臺北市；大展，民 86
面；21 公分 －（家庭醫學保健；12）
譯自：肝臟強化 100 コッ
ISBN 957-557-734-5（平裝）

415.53　　86007512

強化肝臟秘訣　ISBN 957-557-734-5

原著者／主婦の友社
編譯者／蔡 媛 惠
發行人／蔡 森 明
出版者／大展出版社有限公司
社　址／台北市北投區（石牌）致遠一路 2 段 12 巷 1 號
電　話／（02）28236031・28236033・28233123
傳　真／（02）28272069
郵政劃撥／01669551
網　址／www.dah-jaan.com.tw
E - mail／service@dah-jaan.com.tw
登記證／局版臺業字第 2171 號
承印者／國順文具印刷行
裝　訂／建鑫印刷裝訂有限公司
排版者／千兵企業有限公司
初版 1 刷／1997 年（民 86 年） 7 月
2　刷／1998 年（民 87 年） 3 月
3　刷／2005 年（民 94 年） 2 月

定價／200 元